Logopedia Pratica

Manuale completo di Logopedia per l'età evolutiva

Logopedia Pratica
Manuale completo di Logopedia per l'età evolutiva

Copyright © 2024

Tutti i diritti riservati

SOMMARIO

INTRODUZIONE 6

SEZIONE I: DISTURBI IN AMBITO LOGOPEDICO 9

    DISTURBI DEL LINGUAGGIO: DISTURBO DEL LINGUAGGIO ESPRESSIVO............. 9
    DISTURBI DEL LINGUAGGIO: DISTURBO DEL LINGUAGGIO RECETTIVO 13
    DISTURBI DEL LINGUAGGIO: DISTURBO MISTO ESPRESSIVO E RECETTIVO 16
    DISTURBI DEL LINGUAGGIO: DISTURBO FONOLOGICO....................................... 19
    DISTURBI DELLA COMUNICAZIONE PRAGMATICA: DISTURBO DELLA
    COMUNICAZIONE SOCIALE 23
    DISTURBI DELLA COMUNICAZIONE PRAGMATICA: LEGATI AD ALTRI DISTURBI
    NEUROEVOLUTIVI... 27
    DISTURBI SPECIFICI DELL'APPRENDIMENTO: DISLESSIA 31
    DISTURBI SPECIFICI DELL'APPRENDIMENTO: DISORTOGRAFIA 35
    DISTURBI SPECIFICI DELL'APPRENDIMENTO: DISCALCULIA 38
    DISTURBI DELLO SPETTRO AUTISTICO (ASD): DISTURBI DELLA
    COMUNICAZIONE E DELL'INTERAZIONE SOCIALE.. 41
    DISTURBI DELLO SPETTRO AUTISTICO (ASD): COMPORTAMENTI E INTERESSI
    RISTRETTI E RIPETITIVI 45
    DISTURBI DELLA FLUENZA VERBALE: BALBUZIE... 49
    DISTURBI DELLA FLUENZA VERBALE: CLUTTERING 53
    DISTURBI DELLA VOCE: DISFONIA 57
    DISTURBI DELLA VOCE: AFONIA 61
    DISTURBI DELLA DEGLUTIZIONE: DISFAGIA PEDIATRICA 65
    DISTURBI DELLA COMUNICAZIONE NEI BAMBINI CON DISABILITÀ MULTIPLE
    69
    DISTURBI DEL COMPORTAMENTO ASSOCIATI ALLA COMUNICAZIONE:
    MUTISMO SELETTIVO.. 73
    DISTURBI MOTORIO-ARTICOLATORI DELLA PAROLA: APRAXIA DEL
    LINGUAGGIO NEI BAMBINI 77
    DISTURBI MOTORIO-ARTICOLATORI DELLA PAROLA: DISPRASSIA VERBALE... 80
    DISTURBI DEL LINGUAGGIO LEGATI A CONDIZIONI NEUROLOGICHE E
    GENETICHE.. 83

SEZIONE II: STRUMENTI DI VALUTAZIONE 86

    OSSERVAZIONE CLINICA... 86
    CELF (CLINICAL EVALUATION OF LANGUAGE FUNDAMENTALS) 89
    PLS (PRESCHOOL LANGUAGE SCALE) 93
    PPVT (PEABODY PICTURE VOCABULARY TEST).. 96
    STORIA CLINICA 99
    INTERVISTE CON GENITORI E INSEGNANTI 103

Collaborazione Multidisciplinare...107
Stuttering Severity Instrument (SSI) 111
GFTA (Goldman-Fristoe Test of Articulation)......................................114
PAT (Phonological Awareness Test) 118
CCC-2 (Children's Communication Checklist) 122
TOPL-2 (Test of Pragmatic Language)...126
ADOS (Autism Diagnostic Observation Schedule)................................130
ADI-R (Autism Diagnostic Interview-Revised) 134
TOWL (Test of Written Language) 138
DIBELS (Dynamic Indicators of Basic Early Literacy Skills) 142
CTOPP (Comprehensive Test of Phonological Processing)..............146
KeyMath Diagnostic Assessment 150
TEMA (Test of Early Mathematics Ability)...154
Vineland Adaptive Behavior Scales..158

SEZIONE III: TECNICHE DI INTERVENTO 162

Terapia della Fluenza...162
Modelli di Fluenza 166
Interventi Comportamentali 170
Terapia Cognitivo-Comportamentale (CBT) 174
Coinvolgimento della Famiglia 178
Supporto Educativo..182
Tecnologie Assistive..186
Comunicazione Aumentativa e Alternativa (CAA) 190
Tutoraggio Individuale 194
Strategie Compensative...198
Interventi Educativi Mirati 202
Terapia dell'Articolazione 206
Terapia Sensoriale 210
Terapia Motoria della Parola 214
Interventi in Gruppo..218
Tecniche di Rinforzo Positivo...222
Esposizione Graduale...226
Terapia della Deglutizione 230
Modifiche della Dieta pro Deglutizione 234
Strategie di Alimentazione pro Deglutizione 238
Interventi Comportamentali 243
Supporto Nutrizionale...248
Educazione e Supporto ai Genitori...253
Supporto Psicologico..258
Comunicazione Alternativa 263

Logopedia Pratica
Manuale completo di Logopedia per l'età evolutiva

INTRODUZIONE

Il campo della logopedia è fondamentale per il trattamento e il supporto di individui con disturbi della comunicazione e della deglutizione. La logopedia si occupa di diagnosticare, valutare e trattare una vasta gamma di disturbi che possono influenzare la capacità di una persona di comunicare efficacemente o di deglutire in modo sicuro. Questo manuale è progettato per fornire ai logopedisti e agli altri professionisti della salute una guida completa e approfondita sui principali disturbi dell'età evolutiva, sui metodi di valutazione e sulle tecniche di intervento.

Obiettivi del Manuale

Il manuale ha diversi obiettivi principali:

1. **Fornire una panoramica completa dei disturbi della comunicazione e della deglutizione:** Descrivere in dettaglio i sintomi, le caratteristiche, le cause e i fattori di rischio associati a ciascun disturbo.
2. **Presentare strumenti di valutazione efficaci:** Offrire una guida pratica sull'utilizzo degli strumenti di valutazione clinica e strumentale per identificare e diagnosticare accuratamente i disturbi.
3. **Descrivere tecniche di intervento basate su evidenze:** Fornire strategie e metodi di trattamento che si sono dimostrati efficaci nella pratica clinica, con esempi concreti e studi di caso.
4. **Promuovere un approccio multidisciplinare:** Sottolineare l'importanza della collaborazione tra logopedisti, medici, psicologi, insegnanti e famiglie per un trattamento integrato e personalizzato.

Importanza della Logopedia

I disturbi della comunicazione e della deglutizione possono avere un impatto significativo sulla qualità della vita di un individuo. Questi disturbi possono influenzare lo sviluppo sociale, emotivo e cognitivo, rendendo difficile per le persone partecipare pienamente alle attività quotidiane e alle interazioni sociali. La logopedia svolge un ruolo cruciale nell'aiutare le persone a superare queste difficoltà, migliorando le loro capacità comunicative e deglutitorie e, di conseguenza, la loro autostima e il loro benessere generale.

Struttura del Manuale

Il manuale è suddiviso in tre sezioni principali:

1. **Disturbi della Comunicazione e della Deglutizione:** Questa sezione fornisce una descrizione dettagliata dei principali disturbi trattati in logopedia, suddivisi in sottosezioni che coprono i disturbi del linguaggio, i disturbi della fluenza verbale, i disturbi specifici dell'apprendimento, i disturbi dello spettro autistico, i disturbi della voce, i disturbi della deglutizione e altri disturbi correlati.
2. **Strumenti di Valutazione:** Questa sezione presenta una gamma completa di strumenti di valutazione utilizzati dai logopedisti per diagnosticare e monitorare i progressi dei pazienti. Ogni strumento è descritto in dettaglio, con indicazioni sul suo utilizzo e interpretazione dei risultati.
3. **Tecniche di Intervento:** La terza sezione descrive le varie tecniche di intervento che possono essere utilizzate per trattare i disturbi della comunicazione e della deglutizione. Ogni tecnica è spiegata con dettagli pratici, esempi di applicazione e studi di caso che illustrano i risultati ottenuti nella pratica clinica.

L'Importanza dell'Aggiornamento Professionale

La logopedia è un campo in continua evoluzione, con nuove ricerche e tecnologie che migliorano costantemente le pratiche di valutazione e trattamento. È fondamentale per i logopedisti rimanere aggiornati sulle ultime scoperte e sviluppi per fornire il miglior supporto possibile ai loro pazienti. Questo manuale è inteso come una risorsa viva, che riflette le conoscenze attuali e che incoraggia i professionisti a continuare a imparare e ad adattare le loro pratiche in base alle nuove evidenze.

Conclusione

Questo manuale rappresenta uno strumento indispensabile per i logopedisti e per tutti i professionisti della salute che lavorano con individui che presentano disturbi della comunicazione e della deglutizione. Attraverso una combinazione di teoria, pratica e studi di caso, fornisce una guida completa e pratica per migliorare le competenze e le conoscenze nel campo della logopedia. Il nostro obiettivo è supportare i professionisti nella loro missione di migliorare la qualità della vita dei loro pazienti attraverso interventi efficaci e basati su evidenze.

SEZIONE I: DISTURBI IN AMBITO LOGOPEDICO

DISTURBI DEL LINGUAGGIO: DISTURBO DEL LINGUAGGIO ESPRESSIVO

Introduzione e Definizione

Il Disturbo del Linguaggio Espressivo (DLE) è una condizione caratterizzata da significative difficoltà nell'uso del linguaggio per esprimere pensieri, idee e sentimenti, pur avendo abilità di comprensione adeguate. I bambini con DLE possono mostrare un vocabolario limitato, errori grammaticali frequenti e difficoltà nella formazione di frasi complesse. Questo disturbo può avere un impatto significativo sullo sviluppo comunicativo, sociale e accademico del bambino.

Caratteristiche

Il Disturbo del Linguaggio Espressivo si manifesta attraverso una serie di segni distintivi che possono variare in gravità:

- **Vocabolario ridotto:** I bambini con DLE spesso hanno un repertorio di parole limitato rispetto ai loro coetanei.
- **Errori grammaticali:** Difficoltà nell'uso corretto dei tempi verbali, delle preposizioni e nella costruzione di frasi grammaticalmente corrette.
- **Frasi incomplete:** Tendenza a produrre frasi mancanti di elementi essenziali, come articoli o connettivi.
- **Difficoltà nel trovare le parole (anomie):** Problemi nel recupero delle parole durante la conversazione, che possono portare a pause lunghe o all'uso di parole generiche come "cosa" o "quello".
- **Pronuncia imprecisa:** Sebbene non sia la caratteristica principale, alcuni bambini con DLE possono anche avere problemi articolatori.
- **Evitamento delle situazioni comunicative:** A causa della frustrazione o dell'imbarazzo per le loro difficoltà linguistiche, i bambini possono evitare di parlare in situazioni sociali.

Cause e Fattori di Rischio

Le cause del DLE possono essere molteplici e spesso interconnesse:

- **Fattori genetici:** Una storia familiare di disturbi del linguaggio può aumentare il rischio.
- **Problemi neurologici:** Disfunzioni o danni a specifiche aree del cervello responsabili della produzione del linguaggio.
- **Fattori ambientali:** Esposizione limitata al linguaggio durante le prime fasi dello sviluppo, carenze nell'interazione comunicativa precoce e mancanza di stimolazione linguistica.
- **Disturbi concomitanti:** Il DLE può essere associato a disturbi dello spettro autistico, sindrome di Down o altre condizioni che influenzano lo sviluppo del linguaggio.

STRUMENTI DI VALUTAZIONE

La diagnosi di DLE richiede una valutazione approfondita da parte di un logopedista, che può includere:

- **Osservazione clinica:** Analisi delle abilità linguistiche durante il gioco, la conversazione spontanea e attività strutturate.
- **Valutazioni standardizzate:** Utilizzo di test formali per misurare il vocabolario, la grammatica e la capacità di formulare frasi. Esempi di questi test includono il CELF (Clinical Evaluation of Language Fundamentals) e il PLS (Preschool Language Scale).
- **Storia clinica:** Raccolta di informazioni dettagliate sullo sviluppo linguistico del bambino, eventuali problemi medici e storia familiare di disturbi del linguaggio.
- **Collaborazione multidisciplinare:** Consultazione con altri professionisti (psicologi, pediatri, neurologi) per escludere o identificare condizioni concomitanti che potrebbero influenzare lo sviluppo del linguaggio.

TECNICHE DI INTERVENTO

Il trattamento del DLE deve essere personalizzato in base alle specifiche esigenze del bambino e può includere:

- **Terapia del linguaggio individuale:** Sessioni regolari con un logopedista per lavorare su obiettivi specifici come l'ampliamento del vocabolario, il miglioramento della struttura delle frasi e la correzione degli errori grammaticali.

- **Interventi in gruppo:** Terapie di gruppo che promuovono l'interazione sociale e la comunicazione funzionale tra pari, fornendo un contesto naturale per l'uso del linguaggio.
- **Coinvolgimento della famiglia:** Educazione dei genitori e strategie per incoraggiare la comunicazione a casa. Questo può includere tecniche come la modellazione e l'espansione del linguaggio, e l'uso di giochi linguistici.
- **Tecnologie assistive:** Utilizzo di strumenti come applicazioni per la comunicazione aumentativa e alternativa (CAA) per supportare il linguaggio espressivo, soprattutto nei casi più gravi.

CASO STUDIO

Profilo del Paziente: Marco, un bambino di 5 anni, è stato portato dai genitori in una clinica logopedica perché mostrava difficoltà a esprimersi rispetto ai suoi coetanei. La maestra dell'asilo aveva notato che Marco tendeva a utilizzare frasi molto semplici e faceva frequenti errori grammaticali.

Valutazione: Durante la valutazione, il logopedista ha utilizzato il CELF-Preschool (Clinical Evaluation of Language Fundamentals-Preschool) per misurare le abilità linguistiche di Marco. I risultati hanno indicato un vocabolario ridotto e difficoltà significative nella costruzione delle frasi.

Intervento: È stato sviluppato un piano terapeutico che includeva sessioni individuali di terapia del linguaggio tre volte alla settimana. Gli obiettivi includevano l'ampliamento del vocabolario e l'uso corretto delle strutture grammaticali. I genitori di Marco sono stati istruiti su come supportare il linguaggio a casa, utilizzando tecniche di modellazione linguistica e giochi interattivi.

Risultati: Dopo sei mesi di intervento, Marco ha mostrato notevoli miglioramenti nel suo vocabolario e nella capacità di formare frasi più complesse. I suoi errori grammaticali sono diminuiti e ha iniziato a partecipare più attivamente alle conversazioni con i coetanei e gli adulti.

CONCLUSIONE

Il Disturbo del Linguaggio Espressivo rappresenta una sfida significativa per molti bambini, influenzando la loro capacità di comunicare efficacemente. Tuttavia, con una diagnosi precoce e un intervento mirato, i bambini con DLE possono fare progressi sostanziali. Il ruolo del logopedista è cruciale nell'identificare il disturbo, sviluppare un piano terapeutico appropriato e lavorare in stretta collaborazione con la famiglia e la scuola per supportare il bambino nel suo percorso di sviluppo linguistico.

DISTURBI DEL LINGUAGGIO: DISTURBO DEL LINGUAGGIO RECETTIVO

Introduzione e Definizione

Il Disturbo del Linguaggio Recettivo (DLR) si caratterizza per una significativa difficoltà nella comprensione del linguaggio, nonostante il bambino possa avere capacità di espressione relativamente intatte. Questo disturbo può compromettere notevolmente la capacità del bambino di seguire istruzioni, comprendere domande e partecipare a conversazioni, influenzando il suo sviluppo comunicativo, sociale e accademico.

Caratteristiche

Il Disturbo del Linguaggio Recettivo si manifesta attraverso una serie di segni distintivi, che possono variare in gravità:

- **Difficoltà a comprendere le istruzioni verbali:** Il bambino può avere problemi a seguire comandi o istruzioni multiple.
- **Limitata comprensione del vocabolario:** Difficoltà a capire parole, frasi o concetti che sono appropriati per la sua età.
- **Problemi con la comprensione di domande:** Difficoltà a rispondere correttamente a domande semplici e complesse.
- **Difficoltà con la comprensione delle storie:** Problemi nel seguire il filo logico di racconti o narrazioni.
- **Mancanza di risposta appropriata:** Il bambino potrebbe non rispondere in modo coerente durante le conversazioni, mostrando segni di confusione o frustrazione.

Cause e Fattori di Rischio

Le cause del DLR possono essere diverse e spesso interrelate:

- **Fattori genetici:** Una storia familiare di disturbi del linguaggio può aumentare il rischio.
- **Neurologia:** Problemi neurologici, inclusi danni o disfunzioni nelle aree cerebrali coinvolte nella comprensione del linguaggio.
- **Fattori ambientali:** Esposizione limitata al linguaggio ricco e stimolante, o privazione linguistica precoce.

- **Disturbi concomitanti:** Il DLR può essere associato a condizioni come disturbi dello spettro autistico, sindrome di Down o altre condizioni neurologiche che influenzano lo sviluppo linguistico.

STRUMENTI DI VALUTAZIONE

La diagnosi di DLR richiede una valutazione approfondita da parte di un logopedista, che può includere:

- **Osservazione clinica:** Valutazione delle abilità di comprensione durante il gioco e le interazioni quotidiane.
- **Valutazioni standardizzate:** Test formali per misurare la comprensione del vocabolario, delle frasi e delle istruzioni. Esempi di questi test includono il CELF (Clinical Evaluation of Language Fundamentals) e il PPVT (Peabody Picture Vocabulary Test).
- **Storia clinica:** Raccolta di informazioni dettagliate sullo sviluppo linguistico del bambino, problemi medici e storia familiare.
- **Collaborazione multidisciplinare:** Consultazione con altri professionisti (psicologi, pediatri, neurologi) per escludere o identificare condizioni concomitanti.

TECNICHE DI INTERVENTO

Il trattamento del DLR deve essere personalizzato in base alle specifiche esigenze del bambino e può includere:

- **Terapia del linguaggio individuale:** Sessioni regolari con un logopedista per lavorare su obiettivi specifici come migliorare la comprensione del vocabolario e delle strutture frasali.
- **Interventi in gruppo:** Terapie di gruppo che promuovono l'interazione sociale e la comunicazione funzionale tra pari, migliorando la comprensione in contesti naturali.
- **Coinvolgimento della famiglia:** Educazione dei genitori e strategie per stimolare la comprensione del linguaggio a casa, attraverso tecniche come l'arricchimento del linguaggio e l'uso di domande aperte.
- **Tecnologie assistive:** Utilizzo di strumenti come applicazioni per la comunicazione aumentativa e alternativa (CAA) per supportare la comprensione del linguaggio.

CASO STUDIO

Profilo del Paziente: Sara, una bambina di 6 anni, è stata portata dai genitori in una clinica logopedica perché mostrava difficoltà a comprendere istruzioni verbali e a seguire conversazioni. Gli insegnanti della scuola avevano notato che Sara spesso non rispondeva correttamente alle domande in classe.

Valutazione: Durante la valutazione, il logopedista ha utilizzato il CELF-Preschool (Clinical Evaluation of Language Fundamentals-Preschool) per misurare le abilità di comprensione di Sara. I risultati hanno indicato difficoltà significative nella comprensione del vocabolario e delle frasi.

Intervento: È stato sviluppato un piano terapeutico che includeva sessioni individuali di terapia del linguaggio due volte alla settimana. Gli obiettivi includevano il miglioramento della comprensione del vocabolario e delle strutture grammaticali. I genitori di Sara sono stati istruiti su come supportare la comprensione del linguaggio a casa, utilizzando tecniche di arricchimento linguistico e giochi interattivi.

Risultati: Dopo sei mesi di intervento, Sara ha mostrato notevoli miglioramenti nella sua capacità di comprendere istruzioni verbali e partecipare attivamente alle conversazioni. Le sue risposte alle domande sono diventate più appropriate e coerenti.

Conclusione

Il Disturbo del Linguaggio Recettivo rappresenta una sfida significativa per molti bambini, influenzando la loro capacità di comprendere e interagire efficacemente con il mondo che li circonda. Tuttavia, con una diagnosi precoce e un intervento mirato, i bambini con DLR possono fare progressi notevoli. Il ruolo del logopedista è fondamentale nell'identificare il disturbo, sviluppare un piano terapeutico appropriato e lavorare in stretta collaborazione con la famiglia e la scuola per supportare il bambino nel suo percorso di sviluppo linguistico.

DISTURBI DEL LINGUAGGIO: DISTURBO MISTO ESPRESSIVO E RECETTIVO

Introduzione e Definizione

Il Disturbo del Linguaggio Recettivo (DLR) si caratterizza per una significativa difficoltà nella comprensione del linguaggio, nonostante il bambino possa avere capacità di espressione relativamente intatte. Questo disturbo può compromettere notevolmente la capacità del bambino di seguire istruzioni, comprendere domande e partecipare a conversazioni, influenzando il suo sviluppo comunicativo, sociale e accademico.

Caratteristiche

Il Disturbo del Linguaggio Recettivo si manifesta attraverso una serie di segni distintivi, che possono variare in gravità:

- **Difficoltà a comprendere le istruzioni verbali:** Il bambino può avere problemi a seguire comandi o istruzioni multiple.
- **Limitata comprensione del vocabolario:** Difficoltà a capire parole, frasi o concetti che sono appropriati per la sua età.
- **Problemi con la comprensione di domande:** Difficoltà a rispondere correttamente a domande semplici e complesse.
- **Difficoltà con la comprensione delle storie:** Problemi nel seguire il filo logico di racconti o narrazioni.
- **Mancanza di risposta appropriata:** Il bambino potrebbe non rispondere in modo coerente durante le conversazioni, mostrando segni di confusione o frustrazione.

Cause e Fattori di Rischio

Le cause del DLR possono essere diverse e spesso interrelate:

- **Fattori genetici:** Una storia familiare di disturbi del linguaggio può aumentare il rischio.
- **Neurologia:** Problemi neurologici, inclusi danni o disfunzioni nelle aree cerebrali coinvolte nella comprensione del linguaggio.
- **Fattori ambientali:** Esposizione limitata al linguaggio ricco e stimolante, o privazione linguistica precoce.

- **Disturbi concomitanti:** Il DLR può essere associato a condizioni come disturbi dello spettro autistico, sindrome di Down o altre condizioni neurologiche che influenzano lo sviluppo linguistico.

STRUMENTI DI VALUTAZIONE

La diagnosi di DLR richiede una valutazione approfondita da parte di un logopedista, che può includere:

- **Osservazione clinica:** Valutazione delle abilità di comprensione durante il gioco e le interazioni quotidiane.
- **Valutazioni standardizzate:** Test formali per misurare la comprensione del vocabolario, delle frasi e delle istruzioni. Esempi di questi test includono il CELF (Clinical Evaluation of Language Fundamentals) e il PPVT (Peabody Picture Vocabulary Test).
- **Storia clinica:** Raccolta di informazioni dettagliate sullo sviluppo linguistico del bambino, problemi medici e storia familiare.
- **Collaborazione multidisciplinare:** Consultazione con altri professionisti (psicologi, pediatri, neurologi) per escludere o identificare condizioni concomitanti.

TECNICHE DI INTERVENTO

Il trattamento del DLR deve essere personalizzato in base alle specifiche esigenze del bambino e può includere:

- **Terapia del linguaggio individuale:** Sessioni regolari con un logopedista per lavorare su obiettivi specifici come migliorare la comprensione del vocabolario e delle strutture frasali.
- **Interventi in gruppo:** Terapie di gruppo che promuovono l'interazione sociale e la comunicazione funzionale tra pari, migliorando la comprensione in contesti naturali.
- **Coinvolgimento della famiglia:** Educazione dei genitori e strategie per stimolare la comprensione del linguaggio a casa, attraverso tecniche come l'arricchimento del linguaggio e l'uso di domande aperte.
- **Tecnologie assistive:** Utilizzo di strumenti come applicazioni per la comunicazione aumentativa e alternativa (CAA) per supportare la comprensione del linguaggio.

CASO STUDIO

Profilo del Paziente: Sara, una bambina di 6 anni, è stata portata dai genitori in una clinica logopedica perché mostrava difficoltà a comprendere istruzioni verbali e a seguire conversazioni. Gli insegnanti della scuola avevano notato che Sara spesso non rispondeva correttamente alle domande in classe.

Valutazione: Durante la valutazione, il logopedista ha utilizzato il CELF-Preschool (Clinical Evaluation of Language Fundamentals-Preschool) per misurare le abilità di comprensione di Sara. I risultati hanno indicato difficoltà significative nella comprensione del vocabolario e delle frasi.

Intervento: È stato sviluppato un piano terapeutico che includeva sessioni individuali di terapia del linguaggio due volte alla settimana. Gli obiettivi includevano il miglioramento della comprensione del vocabolario e delle strutture grammaticali. I genitori di Sara sono stati istruiti su come supportare la comprensione del linguaggio a casa, utilizzando tecniche di arricchimento linguistico e giochi interattivi.

Risultati: Dopo sei mesi di intervento, Sara ha mostrato notevoli miglioramenti nella sua capacità di comprendere istruzioni verbali e partecipare attivamente alle conversazioni. Le sue risposte alle domande sono diventate più appropriate e coerenti.

Conclusione

Il Disturbo del Linguaggio Recettivo rappresenta una sfida significativa per molti bambini, influenzando la loro capacità di comprendere e interagire efficacemente con il mondo che li circonda. Tuttavia, con una diagnosi precoce e un intervento mirato, i bambini con DLR possono fare progressi notevoli. Il ruolo del logopedista è fondamentale nell'identificare il disturbo, sviluppare un piano terapeutico appropriato e lavorare in stretta collaborazione con la famiglia e la scuola per supportare il bambino nel suo percorso di sviluppo linguistico.

DISTURBI DEL LINGUAGGIO: DISTURBO FONOLOGICO

Introduzione e Definizione

Il Disturbo Fonologico è un tipo di disturbo del linguaggio caratterizzato da difficoltà persistenti nella produzione dei suoni del linguaggio, che comporta errori sistematici nell'articolazione di suoni e parole. Questi errori possono rendere il discorso del bambino difficile da comprendere e possono influire sullo sviluppo della competenza linguistica, comunicativa e sociale.

Caratteristiche

Il Disturbo Fonologico si manifesta attraverso una serie di segni distintivi, che possono variare in gravità e tipologia:

- **Sostituzioni:** Sostituzione di un suono con un altro (es. "tato" invece di "gatto").
- **Omissioni:** Omissione di suoni, specialmente nelle posizioni finali delle parole (es. "ca" invece di "cane").
- **Distorsioni:** Produzione imprecisa di suoni che non corrispondono ai fonemi target.
- **Addizioni:** Aggiunta di suoni non necessari all'interno delle parole.
- **Errori di consonanti:** Difficoltà con gruppi di consonanti o con consonanti specifiche.
- **Variabilità inconsistente:** Errori che non seguono un pattern prevedibile e cambiano a seconda del contesto o della parola.

Cause e Fattori di Rischio

Le cause del Disturbo Fonologico possono essere varie e spesso interconnesse:

- **Fattori genetici:** Una storia familiare di disturbi del linguaggio o dell'articolazione può aumentare il rischio.
- **Problemi motori:** Difficoltà motorie che influenzano la capacità di coordinare i movimenti necessari per la produzione dei suoni.
- **Problemi uditivi:** Deficit uditivi, anche temporanei, possono interferire con l'apprendimento e la produzione dei suoni.

- **Fattori ambientali:** Esposizione limitata a modelli di linguaggio adeguati o a stimolazione linguistica.
- **Disturbi concomitanti:** Presenza di altri disturbi del linguaggio, dello sviluppo o neurologici.

STRUMENTI DI VALUTAZIONE

La diagnosi del Disturbo Fonologico richiede una valutazione approfondita da parte di un logopedista, che può includere:

- **Osservazione clinica:** Analisi delle abilità articolatorie durante il gioco e le interazioni quotidiane.
- **Valutazioni standardizzate:** Utilizzo di test formali per misurare le abilità fonologiche e articolatorie. Esempi di questi test includono il GFTA (Goldman-Fristoe Test of Articulation) e il PAT (Phonological Awareness Test).
- **Analisi fonologica:** Esame dettagliato degli errori di produzione dei suoni per identificare pattern specifici.
- **Storia clinica:** Raccolta di informazioni dettagliate sullo sviluppo linguistico del bambino, problemi medici e storia familiare.
- **Collaborazione multidisciplinare:** Consultazione con altri professionisti (audiologi, pediatri, neurologi) per escludere o identificare condizioni concomitanti.

TECNICHE DI INTERVENTO

Il trattamento del Disturbo Fonologico deve essere personalizzato in base alle specifiche esigenze del bambino e può includere:

- **Terapia dell'articolazione:** Sessioni individuali con un logopedista per lavorare sulla corretta produzione dei suoni, attraverso esercizi mirati e ripetizione.
- **Approccio fonologico:** Interventi che mirano a correggere i pattern di errore fonologico, utilizzando giochi e attività che enfatizzano la consapevolezza dei suoni.
- **Interventi in gruppo:** Terapie di gruppo che promuovono l'interazione sociale e la comunicazione funzionale tra pari, fornendo un contesto naturale per l'uso dei suoni.
- **Coinvolgimento della famiglia:** Educazione dei genitori e strategie per supportare la produzione corretta dei suoni a casa, utilizzando tecniche di modellazione e rinforzo positivo.

- **Tecnologie assistive:** Utilizzo di strumenti come applicazioni per la pratica dei suoni e software di rinforzo della produzione fonologica.

Caso Studio

Profilo del Paziente: Luca, un bambino di 4 anni, è stato portato dai genitori in una clinica logopedica a causa della difficoltà a produrre correttamente diversi suoni, rendendo difficile comprendere il suo discorso. Gli insegnanti dell'asilo avevano notato che Luca spesso evitava di parlare con i compagni di classe.

Valutazione: Durante la valutazione, il logopedista ha utilizzato il GFTA (Goldman-Fristoe Test of Articulation) per misurare le abilità fonologiche di Luca. I risultati hanno indicato una serie di errori di sostituzione e omissione, con difficoltà particolari nei gruppi consonantici.

Intervento: È stato sviluppato un piano terapeutico che includeva sessioni individuali di terapia dell'articolazione due volte alla settimana. Gli obiettivi includevano la correzione delle sostituzioni e delle omissioni, utilizzando giochi e attività per aumentare la consapevolezza dei suoni. I genitori di Luca sono stati istruiti su come supportare la pratica dei suoni a casa, attraverso giochi linguistici e rinforzo positivo.

Risultati: Dopo sei mesi di intervento, Luca ha mostrato notevoli miglioramenti nella produzione dei suoni, con una riduzione significativa degli errori di sostituzione e omissione. Il suo discorso è diventato più comprensibile e ha iniziato a partecipare più attivamente alle conversazioni con i compagni di classe.

Conclusione

Il Disturbo Fonologico rappresenta una sfida significativa per molti bambini, influenzando la loro capacità di produrre suoni corretti e rendendo difficile la comunicazione. Tuttavia, con una diagnosi precoce e un intervento mirato, i bambini con Disturbo Fonologico possono fare progressi sostanziali. Il ruolo del logopedista è cruciale nell'identificare il disturbo, sviluppare un piano terapeutico appropriato e lavorare in stretta collaborazione con la famiglia e la scuola per supportare il bambino nel suo percorso di sviluppo linguistico.

DISTURBI DELLA COMUNICAZIONE PRAGMATICA: DISTURBO DELLA COMUNICAZIONE SOCIALE

INTRODUZIONE E DEFINIZIONE

I Disturbi della Comunicazione Pragmatica si riferiscono a difficoltà persistenti nell'uso del linguaggio per scopi sociali. Questi disturbi possono includere problemi nel seguire le regole sociali della conversazione, adattare il linguaggio al contesto, e comprendere e utilizzare linguaggi non verbali come gesti e espressioni facciali. Il Disturbo della Comunicazione Sociale (Pragmatica) è il disturbo principale in questa categoria, ma altre condizioni come i Disturbi dello Spettro Autistico (ASD), il Disturbo dell'Attenzione con Iperattività (ADHD) e il Disturbo di Apprendimento Non Verbale (NVLD) possono includere difficoltà pragmatiche.

CARATTERISTICHE

Le caratteristiche dei Disturbi della Comunicazione Pragmatica possono variare notevolmente tra gli individui, ma spesso includono:

- **Difficoltà a usare la lingua per scopi sociali:** Problemi nel salutare, prendere turni nelle conversazioni, fare richieste appropriate e condividere informazioni.
- **Problemi nel cambiare linguaggio in base al contesto:** Incapacità di adattare il linguaggio a seconda dell'interlocutore (es. parlando in modo diverso a un adulto rispetto a un coetaneo) o del contesto (es. tono formale/informale).
- **Difficoltà nel seguire le regole della conversazione:** Problemi nel rispettare turni di parola, mantenere il contatto visivo, e riconoscere segnali non verbali.
- **Problemi nella comprensione e nell'uso del linguaggio figurato:** Difficoltà nel capire metafore, sarcasmo, battute e implicazioni.

CAUSE E FATTORI DI RISCHIO

Le cause dei Disturbi della Comunicazione Pragmatica possono essere complesse e multifattoriali:

- **Fattori genetici:** Una storia familiare di disturbi della comunicazione o dello spettro autistico può aumentare il rischio.
- **Neurologia:** Differenze nella struttura e nella funzione cerebrale, che influenzano l'elaborazione sociale e comunicativa.
- **Condizioni concomitanti:** Presenza di altri disturbi come ASD, ADHD, NVLD, che includono difficoltà pragmatiche come parte dei loro sintomi.
- **Fattori ambientali:** Esperienze sociali limitate o inappropriate durante i primi anni di sviluppo possono contribuire a difficoltà pragmatiche.

Strumenti di Valutazione

La diagnosi dei Disturbi della Comunicazione Pragmatica richiede una valutazione approfondita da parte di un logopedista, che può includere:

- **Osservazione clinica:** Valutazione delle abilità comunicative durante il gioco e le interazioni quotidiane.
- **Valutazioni standardizzate:** Utilizzo di test formali per misurare le abilità pragmatiche. Esempi includono il CCC-2 (Children's Communication Checklist) e il TOPL-2 (Test of Pragmatic Language).
- **Interviste con genitori e insegnanti:** Raccolta di informazioni sulle abilità comunicative del bambino in diversi contesti.
- **Storia clinica:** Raccolta di informazioni dettagliate sullo sviluppo linguistico, sociale e comportamentale del bambino.
- **Collaborazione multidisciplinare:** Consultazione con altri professionisti (psicologi, pediatri, neurologi) per escludere o identificare condizioni concomitanti.

Tecniche di Intervento

Il trattamento dei Disturbi della Comunicazione Pragmatica deve essere personalizzato in base alle specifiche esigenze del bambino e può includere:

- **Terapia del linguaggio individuale:** Sessioni regolari con un logopedista per lavorare su obiettivi specifici come migliorare l'uso sociale del linguaggio, le abilità di conversazione e la comprensione del linguaggio figurato.
- **Interventi in gruppo:** Terapie di gruppo che promuovono l'interazione sociale e la pratica delle abilità pragmatiche in un contesto naturale.

- **Coinvolgimento della famiglia:** Educazione dei genitori e strategie per stimolare l'uso pragmatico del linguaggio a casa, attraverso giochi di ruolo e discussioni guidate.
- **Tecnologie assistive:** Utilizzo di strumenti come applicazioni per la comunicazione e software di rinforzo delle abilità pragmatiche.
- **Interventi basati sulla cognizione sociale:** Programmi che mirano a migliorare la comprensione e l'uso del linguaggio sociale, inclusi il Social Thinking e il programma SCERTS (Social Communication, Emotional Regulation, and Transactional Support).

CASO STUDIO

Profilo del Paziente: Marco, un bambino di 8 anni, è stato portato dai genitori in una clinica logopedica a causa di difficoltà nel fare amicizia e partecipare a conversazioni. Gli insegnanti avevano notato che Marco spesso interrompeva gli altri, non rispettava i turni di parola e aveva difficoltà a capire battute e sarcasmo.

Valutazione: Durante la valutazione, il logopedista ha utilizzato il CCC-2 (Children's Communication Checklist) per misurare le abilità pragmatiche di Marco. I risultati hanno indicato significative difficoltà nell'uso sociale del linguaggio e nella comprensione delle regole della conversazione.

Intervento: È stato sviluppato un piano terapeutico che includeva sessioni individuali di terapia del linguaggio due volte alla settimana. Gli obiettivi includevano l'insegnamento delle regole della conversazione, la pratica del prendere i turni di parola e il miglioramento della comprensione del linguaggio figurato. I genitori di Marco sono stati istruiti su come supportare l'uso pragmatico del linguaggio a casa, utilizzando giochi di ruolo e rinforzo positivo.

Risultati: Dopo sei mesi di intervento, Marco ha mostrato notevoli miglioramenti nelle sue abilità pragmatiche. È diventato più abile nel rispettare i turni di parola, ha iniziato a fare amicizia e ha migliorato la comprensione del linguaggio figurato.

CONCLUSIONE

I Disturbi della Comunicazione Pragmatica rappresentano una sfida significativa per molti bambini, influenzando la loro capacità di usare il linguaggio in modo efficace per scopi sociali. Tuttavia, con una diagnosi precoce e un intervento mirato, i bambini con disturbi pragmatici possono fare progressi sostanziali. Il ruolo del logopedista è cruciale nell'identificare il disturbo, sviluppare un piano terapeutico appropriato e lavorare in stretta collaborazione con la famiglia e la scuola per supportare il bambino nel suo percorso di sviluppo comunicativo e sociale.

DISTURBI DELLA COMUNICAZIONE PRAGMATICA: LEGATI AD ALTRI DISTURBI NEUROEVOLUTIVI

Introduzione e Definizione

I Disturbi della Comunicazione Sociale (Pragmatica) legati ad altri disturbi neuroevolutivi riguardano difficoltà significative nell'uso del linguaggio per scopi sociali, in presenza di condizioni neuroevolutive come il Disturbo da Deficit di Attenzione/Iperattività (ADHD), il Disturbo dell'Apprendimento Non Verbale (NVLD) e altri disturbi correlati. Questi disturbi influenzano la capacità di un individuo di adattare il linguaggio al contesto sociale, comprendere le regole della conversazione e interpretare segnali non verbali.

Caratteristiche

Le caratteristiche principali dei disturbi della comunicazione sociale (pragmatica) legati ad altri disturbi neuroevolutivi includono:

- **Difficoltà nell'uso del linguaggio per scopi sociali:** Problemi nel prendere turni durante le conversazioni, nel fare richieste appropriate e nel condividere informazioni.
- **Problemi nel cambiare linguaggio in base al contesto:** Incapacità di adattare il linguaggio a seconda dell'interlocutore o del contesto.
- **Difficoltà nel seguire le regole della conversazione:** Problemi nel rispettare turni di parola, mantenere il contatto visivo e riconoscere segnali non verbali.
- **Problemi nella comprensione e nell'uso del linguaggio figurato:** Difficoltà nel capire metafore, sarcasmo, battute e implicazioni.
- **Interessi ristretti e comportamenti ripetitivi:** Tipici nei disturbi dello spettro autistico ma possono essere presenti in altri disturbi neuroevolutivi.
- **Impulsività e disattenzione:** Tipici del Disturbo da Deficit di Attenzione/Iperattività (ADHD), che influenzano la capacità di interagire socialmente.

Cause e Fattori di Rischio

Le cause dei disturbi della comunicazione sociale (pragmatica) legati ad altri disturbi neuroevolutivi sono spesso complesse e interrelate:

- **Fattori genetici:** Predisposizione genetica ai disturbi neuroevolutivi.
- **Anomalie neurologiche:** Differenze nella struttura e nella funzione cerebrale che influenzano l'elaborazione sociale e comunicativa.
- **Problemi di elaborazione sensoriale:** Difficoltà nell'integrare e interpretare le informazioni sensoriali che possono influenzare la comunicazione.
- **Fattori ambientali:** Esperienze di vita, dinamiche familiari e ambienti di apprendimento che possono contribuire alle difficoltà comunicative e sociali.

STRUMENTI DI VALUTAZIONE

La diagnosi dei disturbi della comunicazione sociale (pragmatica) legati ad altri disturbi neuroevolutivi richiede un approccio multidisciplinare:

- **Osservazione clinica:** Valutazione delle abilità comunicative durante il gioco e le interazioni quotidiane.
- **Valutazioni standardizzate:** Utilizzo di strumenti come il CCC-2 (Children's Communication Checklist) e il TOPL-2 (Test of Pragmatic Language) per misurare le abilità pragmatiche.
- **Interviste con genitori e insegnanti:** Raccolta di informazioni sulle abilità comunicative del bambino in diversi contesti.
- **Storia clinica:** Raccolta di informazioni dettagliate sullo sviluppo linguistico, sociale e comportamentale del bambino.
- **Valutazione delle abilità cognitive e sensoriali:** Esame delle abilità cognitive e sensoriali per identificare deficit specifici.

TECNICHE DI INTERVENTO

Il trattamento dei disturbi della comunicazione sociale (pragmatica) legati ad altri disturbi neuroevolutivi deve essere personalizzato e olistico:

- **Terapia del linguaggio e della comunicazione:** Sessioni regolari con un logopedista per lavorare su obiettivi specifici di comunicazione sociale e pragmatica.
- **Interventi comportamentali:** Tecniche come l'ABA (Applied Behavior Analysis) per migliorare le abilità sociali e comunicative.
- **Terapie cognitive e comportamentali (CBT):** Strategie per ridurre l'ansia sociale e migliorare la flessibilità cognitiva.

- **Comunicazione aumentativa e alternativa (CAA):** Utilizzo di sistemi di CAA per supportare la comunicazione del bambino.
- **Supporto educativo:** Collaborazione con insegnanti e scuole per creare un ambiente di apprendimento che supporti lo sviluppo sociale e comunicativo.
- **Coinvolgimento della famiglia:** Educazione dei genitori su come supportare la comunicazione e l'interazione sociale a casa, attraverso giochi di ruolo e discussioni guidate.
- **Interventi sensoriali:** Terapie per migliorare le abilità sensoriali e motorie, supportando l'uso efficace della CAA e delle altre modalità di comunicazione.

CASO STUDIO

Profilo del Paziente: Andrea, un bambino di 8 anni con ADHD, è stato portato dai genitori in una clinica logopedica a causa di difficoltà significative nelle interazioni sociali. Andrea parlava impulsivamente, interrompeva gli altri e aveva difficoltà a mantenere il contatto visivo.

Valutazione: Durante la valutazione, il logopedista ha utilizzato il CCC-2 (Children's Communication Checklist) per misurare le abilità pragmatiche di Andrea. I risultati hanno indicato difficoltà significative nell'uso sociale del linguaggio e nella comprensione delle regole della conversazione.

Intervento: È stato sviluppato un piano terapeutico che includeva sessioni di terapia del linguaggio e della comunicazione due volte alla settimana, interventi comportamentali basati sull'ABA e partecipazione a gruppi di abilità sociali. Gli obiettivi includevano l'insegnamento delle regole della conversazione, la pratica del prendere i turni di parola e il miglioramento delle interazioni sociali.

Risultati: Dopo sei mesi di intervento, Andrea ha mostrato miglioramenti significativi nelle sue abilità comunicative e sociali. Ha imparato a rispettare i turni di parola, ha iniziato a fare amicizia e ha migliorato la comprensione del linguaggio figurato.

CONCLUSIONE

I disturbi della comunicazione sociale (pragmatica) legati ad altri disturbi neuroevolutivi rappresentano una sfida significativa per molti bambini, influenzando la loro capacità di usare il linguaggio in modo efficace per scopi sociali. Tuttavia, con una diagnosi precoce e un intervento mirato e intensivo, i bambini con queste difficoltà possono fare progressi sostanziali. Il ruolo del logopedista e degli altri professionisti coinvolti è cruciale nell'identificare i bisogni specifici del bambino, sviluppare un piano terapeutico appropriato e lavorare in stretta collaborazione con la famiglia e la scuola per supportare il bambino nel suo percorso di sviluppo delle abilità comunicative e sociali.

DISTURBI SPECIFICI DELL'APPRENDIMENTO: DISLESSIA

Introduzione e Definizione

La dislessia è un disturbo specifico dell'apprendimento che influisce sulla capacità di leggere e comprendere testi scritti. Non è legata a problemi di intelligenza, vista o udito, ma piuttosto a difficoltà nella decodifica delle parole, nel riconoscimento automatico delle parole e nella comprensione del testo. La dislessia può manifestarsi in vari gradi di severità e influenzare diversi aspetti della lettura.

Caratteristiche

Le caratteristiche della dislessia possono variare notevolmente tra gli individui, ma generalmente includono:

- **Difficoltà nella decodifica delle parole:** Problemi a convertire lettere e gruppi di lettere nei suoni corrispondenti.
- **Lentezza nella lettura:** Lettura lenta e faticosa, spesso con molte pause e tentativi di auto-correzione.
- **Errori frequenti di lettura:** Sostituzioni, omissioni, inversioni e aggiunte di lettere o parole.
- **Difficoltà nella comprensione del testo:** Problemi a comprendere e ricordare ciò che è stato letto, anche se il bambino può comprendere bene quando ascolta lo stesso testo letto da altri.
- **Difficoltà con le abilità fonologiche:** Problemi nel riconoscere e manipolare i suoni delle parole, come rime e sillabe.
- **Disorganizzazione e confusione:** Problemi nella gestione del materiale scritto e nella sequenza di idee.

Cause e Fattori di Rischio

Le cause della dislessia possono essere complesse e multifattoriali:

- **Fattori genetici:** La dislessia tende a correre in famiglia, suggerendo una componente genetica significativa.
- **Anomalie neurologiche:** Studi di neuroimaging hanno identificato differenze nella struttura e nella funzione di aree cerebrali coinvolte nella lettura.

- **Problemi di elaborazione fonologica:** Difficoltà nel riconoscere e lavorare con i suoni del linguaggio.
- **Ambiente di apprendimento:** Anche se la dislessia non è causata da un ambiente di apprendimento povero, la mancanza di supporto adeguato può esacerbare le difficoltà.

STRUMENTI DI VALUTAZIONE

La diagnosi di dislessia richiede una valutazione completa e multidisciplinare:

- **Valutazioni standardizzate:** Test di lettura e di abilità fonologiche come il DIBELS (Dynamic Indicators of Basic Early Literacy Skills) o il CTOPP (Comprehensive Test of Phonological Processing).
- **Osservazione clinica:** Analisi delle abilità di lettura in contesti diversi e osservazioni del comportamento durante la lettura.
- **Storia clinica:** Raccolta di informazioni dettagliate sullo sviluppo del linguaggio e delle abilità di lettura del bambino, inclusa la storia familiare.
- **Valutazione cognitiva:** Test del QI per escludere problemi di intelligenza e identificare eventuali punti di forza cognitivi.
- **Collaborazione multidisciplinare:** Coinvolgimento di psicologi, logopedisti, insegnanti e altri professionisti per una valutazione completa e accurata.

TECNICHE DI INTERVENTO

Il trattamento della dislessia deve essere personalizzato e intensivo, con un approccio multimodale:

- **Intervento fonologico:** Programmi strutturati che enfatizzano la decodifica e la consapevolezza fonologica, come il metodo Orton-Gillingham o il Wilson Reading System.
- **Supporto alla lettura:** Letture guidate, pratica intensiva e utilizzo di materiali adatti al livello di lettura del bambino.
- **Tecnologie assistive:** Software e strumenti che possono aiutare con la lettura e la scrittura, come libri parlanti, sintesi vocale e programmi di lettura guidata.
- **Coinvolgimento della famiglia:** Educazione dei genitori su come supportare il bambino a casa, fornendo un ambiente di lettura ricco e positivo.

- **Supporto psicologico:** Aiuto per affrontare eventuali problemi emotivi o comportamentali associati alla dislessia, come bassa autostima o ansia legata alla scuola.

Caso Studio

Profilo del Paziente: Anna, una bambina di 8 anni, è stata portata dai genitori a una clinica logopedica perché mostrava difficoltà persistenti nella lettura. Gli insegnanti avevano notato che Anna leggeva molto lentamente, con frequenti errori e molta frustrazione.

Valutazione: Durante la valutazione, il logopedista ha utilizzato il CTOPP (Comprehensive Test of Phonological Processing) per misurare le abilità fonologiche di Anna, e il DIBELS per valutare le sue abilità di lettura. I risultati hanno indicato difficoltà significative nella decodifica delle parole e nelle abilità fonologiche.

Intervento: È stato sviluppato un piano terapeutico che includeva sessioni individuali di intervento fonologico tre volte alla settimana, utilizzando il metodo Orton-Gillingham. Gli obiettivi includevano il miglioramento della decodifica delle parole, l'aumento della velocità di lettura e il potenziamento delle abilità fonologiche. I genitori di Anna sono stati istruiti su come supportare la lettura a casa, con pratica quotidiana e l'uso di libri parlanti.

Risultati: Dopo sei mesi di intervento, Anna ha mostrato notevoli miglioramenti nella decodifica delle parole e nella velocità di lettura. La sua frustrazione durante la lettura è diminuita e ha iniziato a leggere con maggiore fiducia.

Conclusione

La dislessia rappresenta una sfida significativa per molti bambini, influenzando la loro capacità di leggere e comprendere testi scritti. Tuttavia, con una diagnosi precoce e un intervento mirato e intensivo, i bambini con dislessia possono fare progressi sostanziali. Il ruolo del logopedista è cruciale nell'identificare il disturbo, sviluppare un piano terapeutico appropriato e lavorare in stretta collaborazione con la famiglia e la scuola per supportare il bambino nel suo percorso di sviluppo della lettura.

DISTURBI SPECIFICI DELL'APPRENDIMENTO: DISORTOGRAFIA

Introduzione e Definizione

La disortografia è un disturbo specifico dell'apprendimento che influisce sulla scrittura. Questo disturbo è caratterizzato da difficoltà nel trascrivere correttamente le parole, nonostante una normale capacità intellettiva. Gli individui con disortografia possono incontrare problemi nella correttezza ortografica, nella grammatica, nella punteggiatura e nella strutturazione del testo, che non corrispondono al loro livello di istruzione.

Caratteristiche

Le caratteristiche principali della disortografia includono:

- **Errori di ortografia:** Difficoltà nel rispettare le regole ortografiche della lingua, con errori frequenti e sistematici.
- **Problemi di coerenza e coesione testuale:** Difficoltà nell'organizzare frasi e paragrafi in un modo logicamente coerente.
- **Difficoltà nella forma grafica delle lettere:** Problemi nell'usare la corretta formazione delle lettere, spaziatura tra le parole e allineamento del testo.
- **Errori di punteggiatura:** Omissione o uso improprio della punteggiatura.
- **Difficoltà nella strutturazione del testo:** Problemi nel seguire una struttura logica e chiara nel testo scritto, con difficoltà nella transizione tra idee.

Cause e Fattori di Rischio

La disortografia può essere influenzata da vari fattori:

- **Fattori genetici:** Esiste una componente ereditaria nei disturbi specifici dell'apprendimento, inclusa la disortografia.
- **Differenze neurologiche:** Studi di neuroimaging hanno mostrato che i bambini con disortografia possono presentare differenze nel funzionamento di aree cerebrali coinvolte nella scrittura.

- **Problemi di elaborazione linguistica:** Difficoltà nel processare le informazioni linguistiche possono influenzare la capacità di scrivere correttamente.
- **Insegnamento inadeguato:** Mancanza di strategie didattiche efficaci o di interventi tempestivi può aggravare il disturbo.

STRUMENTI DI VALUTAZIONE

La valutazione della disortografia richiede un approccio multidisciplinare:

- **Valutazioni standardizzate:** Test specifici per la scrittura, come il TOWL (Test of Written Language) o test di scrittura libera che analizzano ortografia, grammatica e coerenza.
- **Osservazione diretta:** Analisi della scrittura in contesti scolastici e domestici.
- **Storia educativa e familiare:** Raccogliere informazioni dettagliate può aiutare a comprendere le difficoltà specifiche del bambino.
- **Consultazioni con insegnanti:** Gli insegnanti possono fornire insight cruciali sulle capacità scrittorie del bambino in contesti educativi.

TECNICHE DI INTERVENTO

Gli interventi per la disortografia devono essere personalizzati e possono includere:

- **Interventi educativi mirati:** Programmi di scrittura strutturati che si concentrano su ortografia, grammatica e composizione.
- **Strategie compensative:** Utilizzo di tecnologie assistive, come i correttori ortografici e i software di riconoscimento vocale, per aiutare nella scrittura.
- **Tutoraggio individuale:** Supporto intensivo focalizzato sulle specifiche difficoltà di scrittura del bambino.
- **Insegnamento esplicito di strategie:** Educazione su come organizzare un testo, pianificare la scrittura e rivedere il proprio lavoro.
- **Supporto psicologico:** Aiuto per gestire la frustrazione e l'ansia che possono accompagnare le difficoltà di scrittura.

CASO STUDIO

Profilo del Paziente: Giulia, una studentessa di 10 anni, è stata riferita per valutazione a causa di continue difficoltà nella scrittura che non miglioravano nonostante il supporto scolastico. I suoi insegnanti riportavano errori frequenti di ortografia e una scrittura disorganizzata.

Valutazione: Una serie di test standardizzati, inclusi il TOWL e valutazioni di scrittura in classe, hanno confermato la presenza di una disortografia significativa. Giulia mostrava particolari difficoltà nella formazione delle lettere, nell'ortografia e nella strutturazione dei testi.

Intervento: È stato elaborato un piano di intervento personalizzato che includeva terapia della scrittura due volte a settimana, uso di software di scrittura assistita a scuola e sessioni di tutoring per rafforzare le abilità di scrittura.

Risultati: Dopo sei mesi di trattamento, Giulia ha mostrato miglioramenti tangibili nell'ortografia e nella capacità di organizzare meglio i suoi testi. Sebbene le difficoltà di scrittura persistano, è stata in grado di gestire compiti scolastici più complessi con maggiore indipendenza.

CONCLUSIONE

La disortografia è un disturbo complesso che richiede un approccio olistico e personalizzato per il trattamento. Con interventi tempestivi e adeguati, gli individui con disortografia possono migliorare significativamente le loro abilità di scrittura e gestire con successo le sfide accademiche. L'importanza di un supporto continuo, sia in ambito scolastico che familiare, è fondamentale per aiutare i bambini a superare le difficoltà associate a questo disturbo.

DISTURBI SPECIFICI DELL'APPRENDIMENTO: DISCALCULIA

Introduzione e Definizione

La discalculia è un disturbo specifico dell'apprendimento che influenza la capacità di comprendere e lavorare con i numeri e i concetti matematici. I bambini con discalculia possono avere difficoltà significative nel conteggio, nell'uso delle operazioni aritmetiche di base, nel riconoscimento dei simboli numerici e nella comprensione dei concetti matematici fondamentali. Questo disturbo non è legato all'intelligenza generale ma a difficoltà specifiche nel processamento numerico.

Caratteristiche

Le caratteristiche principali della discalculia includono:

- **Difficoltà nel riconoscimento dei numeri:** Problemi a riconoscere e ricordare i simboli numerici.
- **Difficoltà nel conteggio:** Problemi nel contare in avanti e indietro, saltando numeri o invertendo l'ordine.
- **Problemi con le operazioni aritmetiche di base:** Difficoltà con l'addizione, la sottrazione, la moltiplicazione e la divisione.
- **Difficoltà con i concetti matematici:** Problemi nel comprendere concetti come maggiore/minore, pari/dispari, e le nozioni di quantità e ordine.
- **Problemi di memoria:** Difficoltà a ricordare fatti matematici di base e a memorizzare sequenze numeriche.
- **Ansia matematica:** Elevati livelli di ansia e frustrazione quando si affrontano compiti matematici.

Cause e Fattori di Rischio

Le cause della discalculia possono essere varie e spesso interconnesse:

- **Fattori genetici:** Una predisposizione genetica può aumentare il rischio di sviluppare discalculia.
- **Anomalie neurologiche:** Differenze nelle strutture e nelle funzioni cerebrali responsabili del processamento numerico.

- **Problemi di elaborazione visuo-spaziale:** Difficoltà nel comprendere e manipolare le informazioni visuo-spaziali possono influire sulle abilità matematiche.
- **Ambiente di apprendimento:** Un ambiente scolastico non adeguato o una mancanza di supporto specifico possono esacerbare le difficoltà matematiche.

STRUMENTI DI VALUTAZIONE

La diagnosi di discalculia richiede una valutazione approfondita da parte di un professionista specializzato, che può includere:

- **Valutazioni standardizzate:** Test specifici per la matematica come il TEMA (Test of Early Mathematics Ability) o il KeyMath Diagnostic Assessment.
- **Osservazione clinica:** Analisi delle abilità matematiche in contesti scolastici e quotidiani.
- **Storia educativa e familiare:** Raccolta di informazioni dettagliate sullo sviluppo delle abilità numeriche e matematiche del bambino, inclusa la storia familiare.
- **Valutazione cognitiva:** Test del QI per escludere problemi di intelligenza generale e identificare eventuali punti di forza cognitivi.
- **Collaborazione multidisciplinare:** Coinvolgimento di insegnanti, psicologi e altri professionisti per una valutazione completa e accurata.

TECNICHE DI INTERVENTO

Gli interventi per la discalculia devono essere personalizzati e possono includere:

- **Interventi educativi mirati:** Programmi di insegnamento strutturato che si concentrano sulle abilità matematiche di base e sui concetti numerici.
- **Strategie compensative:** Uso di strumenti e tecnologie assistive come calcolatrici, software educativi e manipolativi matematici.
- **Tutoraggio individuale:** Supporto intensivo focalizzato sulle specifiche difficoltà matematiche del bambino.
- **Insegnamento esplicito di strategie:** Educazione su strategie specifiche per risolvere problemi matematici e per migliorare la comprensione numerica.
- **Supporto psicologico:** Aiuto per affrontare l'ansia matematica e migliorare la fiducia nelle proprie abilità matematiche.

Caso Studio

Profilo del Paziente: Luca, un bambino di 9 anni, è stato portato dai genitori a una clinica per valutazione a causa di difficoltà persistenti in matematica. Gli insegnanti avevano notato che Luca aveva problemi a riconoscere i numeri, a contare correttamente e a eseguire operazioni aritmetiche di base.

Valutazione: Una serie di test standardizzati, inclusi il TEMA e il KeyMath Diagnostic Assessment, hanno confermato la presenza di discalculia. Luca mostrava particolari difficoltà nel riconoscimento dei numeri e nella comprensione dei concetti matematici di base.

Intervento: È stato elaborato un piano di intervento personalizzato che includeva sessioni individuali di tutoraggio matematico due volte a settimana, utilizzo di software educativi per la pratica delle abilità numeriche e strategie di rinforzo positivo per migliorare la fiducia di Luca nelle proprie abilità matematiche.

Risultati: Dopo sei mesi di trattamento, Luca ha mostrato miglioramenti tangibili nel riconoscimento dei numeri e nella capacità di eseguire operazioni aritmetiche di base. Sebbene le difficoltà matematiche persistano, Luca ha sviluppato una maggiore sicurezza nelle sue capacità e ha iniziato a gestire meglio i compiti matematici scolastici.

Conclusione

La discalculia rappresenta una sfida significativa per molti bambini, influenzando la loro capacità di comprendere e lavorare con i numeri. Tuttavia, con una diagnosi precoce e un intervento mirato e intensivo, i bambini con discalculia possono fare progressi sostanziali. Il ruolo del logopedista e degli educatori è cruciale nell'identificare il disturbo, sviluppare un piano terapeutico appropriato e lavorare in stretta collaborazione con la famiglia e la scuola per supportare il bambino nel suo percorso di sviluppo delle abilità matematiche.

DISTURBI DELLO SPETTRO AUTISTICO (ASD): DISTURBI DELLA COMUNICAZIONE E DELL'INTERAZIONE SOCIALE

Introduzione e Definizione

I disturbi della comunicazione e dell'interazione sociale comprendono una serie di condizioni che influiscono sulla capacità di un individuo di comunicare efficacemente e di interagire socialmente con gli altri. Questi disturbi possono variare in gravità e manifestarsi in diversi modi, ma sono spesso caratterizzati da difficoltà nell'uso del linguaggio per scopi sociali, problemi nell'interpretazione delle espressioni non verbali e difficoltà nelle interazioni sociali. I disturbi dello spettro autistico (ASD) sono una delle condizioni più note in questa categoria.

Caratteristiche

Le caratteristiche principali dei disturbi della comunicazione e dell'interazione sociale possono includere:

- **Difficoltà nella comunicazione verbale e non verbale:** Problemi nell'uso e nella comprensione di gesti, espressioni facciali e toni di voce.
- **Problemi nell'uso del linguaggio per scopi sociali:** Difficoltà nel prendere turni durante le conversazioni, nel fare richieste appropriate e nel condividere informazioni.
- **Difficoltà nella comprensione delle regole sociali:** Problemi nel comprendere e seguire le norme sociali implicite, come mantenere il contatto visivo o rispettare lo spazio personale.
- **Interessi ristretti e comportamenti ripetitivi:** Comportamenti ripetitivi e interessi limitati e intensi su argomenti specifici, tipici dei disturbi dello spettro autistico.
- **Difficoltà nell'interazione sociale:** Problemi nel fare amicizia, nel giocare con gli altri bambini e nel partecipare a gruppi sociali.

Cause e Fattori di Rischio

Le cause dei disturbi della comunicazione e dell'interazione sociale possono essere varie e complesse:

- **Fattori genetici:** Una predisposizione genetica può aumentare il rischio di sviluppare questi disturbi.
- **Anomalie neurologiche:** Differenze nella struttura e nella funzione cerebrale che influenzano l'elaborazione sociale e comunicativa.
- **Problemi di elaborazione sensoriale:** Difficoltà nell'integrare e interpretare le informazioni sensoriali possono influenzare la comunicazione e l'interazione sociale.
- **Fattori ambientali:** Esperienze sociali limitate o inappropriate durante i primi anni di sviluppo possono contribuire alle difficoltà comunicative e sociali.

STRUMENTI DI VALUTAZIONE

La diagnosi dei disturbi della comunicazione e dell'interazione sociale richiede una valutazione completa e multidisciplinare:

- **Osservazione clinica:** Valutazione delle abilità comunicative e sociali durante il gioco e le interazioni quotidiane.
- **Valutazioni standardizzate:** Utilizzo di test formali per misurare le abilità comunicative e sociali, come l'ADOS (Autism Diagnostic Observation Schedule) e l'ADI-R (Autism Diagnostic Interview-Revised).
- **Interviste con genitori e insegnanti:** Raccolta di informazioni sulle abilità comunicative e sociali del bambino in diversi contesti.
- **Storia clinica:** Raccolta di informazioni dettagliate sullo sviluppo linguistico, sociale e comportamentale del bambino.
- **Collaborazione multidisciplinare:** Coinvolgimento di psicologi, pediatri, logopedisti e altri professionisti per una valutazione completa e accurata.

TECNICHE DI INTERVENTO

Il trattamento dei disturbi della comunicazione e dell'interazione sociale deve essere personalizzato e può includere:

- **Terapia del linguaggio e della comunicazione:** Sessioni regolari con un logopedista per lavorare su obiettivi specifici come migliorare l'uso sociale del linguaggio, le abilità di conversazione e la comprensione del linguaggio non verbale.
- **Interventi comportamentali:** Tecniche come l'ABA (Applied Behavior Analysis) che utilizzano principi di rinforzo per migliorare le abilità sociali e comunicative.

- **Interventi in gruppo:** Terapie di gruppo che promuovono l'interazione sociale e la pratica delle abilità comunicative in un contesto naturale.
- **Coinvolgimento della famiglia:** Educazione dei genitori e strategie per stimolare l'uso pragmatico del linguaggio a casa, attraverso giochi di ruolo e discussioni guidate.
- **Supporto educativo:** Collaborazione con insegnanti e scuole per creare un ambiente di apprendimento che supporti lo sviluppo delle abilità sociali e comunicative.
- **Tecnologie assistive:** Utilizzo di strumenti come applicazioni per la comunicazione aumentativa e alternativa (CAA) per supportare la comunicazione.

CASO STUDIO

Profilo del Paziente: Marco, un bambino di 7 anni, è stato portato dai genitori in una clinica per valutazione a causa di difficoltà persistenti nelle interazioni sociali e nella comunicazione verbale. Gli insegnanti avevano notato che Marco evitava il contatto visivo, non partecipava ai giochi di gruppo e aveva difficoltà a fare amicizia.

Valutazione: Durante la valutazione, il logopedista ha utilizzato l'ADOS (Autism Diagnostic Observation Schedule) per misurare le abilità comunicative e sociali di Marco. I risultati hanno indicato difficoltà significative nella comunicazione sociale e nell'interazione.

Intervento: È stato sviluppato un piano terapeutico che includeva sessioni individuali di terapia del linguaggio e della comunicazione due volte alla settimana, interventi comportamentali basati sull'ABA e partecipazione a gruppi di abilità sociali. Gli obiettivi includevano l'aumento del contatto visivo, il miglioramento delle abilità di conversazione e la promozione delle interazioni sociali positive.

Risultati: Dopo sei mesi di intervento, Marco ha mostrato miglioramenti significativi nelle sue abilità comunicative e sociali. Ha iniziato a fare contatto visivo durante le conversazioni, a partecipare ai giochi di gruppo e a sviluppare amicizie con i coetanei.

CONCLUSIONE

I disturbi della comunicazione e dell'interazione sociale rappresentano una sfida significativa per molti bambini, influenzando la loro capacità di comunicare efficacemente e di interagire socialmente. Tuttavia, con una diagnosi precoce e un intervento mirato e intensivo, i bambini con questi disturbi possono fare progressi sostanziali. Il ruolo del logopedista e degli altri professionisti coinvolti è cruciale nell'identificare il disturbo, sviluppare un piano terapeutico appropriato e lavorare in stretta collaborazione con la famiglia e la scuola per supportare il bambino nel suo percorso di sviluppo comunicativo e sociale.

DISTURBI DELLO SPETTRO AUTISTICO (ASD): COMPORTAMENTI E INTERESSI RISTRETTI E RIPETITIVI

Introduzione e Definizione

I comportamenti e gli interessi ristretti e ripetitivi sono una delle caratteristiche distintive dei disturbi dello spettro autistico (ASD) e possono essere osservati anche in altri disturbi dello sviluppo. Questi comportamenti includono movimenti ripetitivi, insistenza su routine rigide, interessi limitati e focalizzati e difficoltà a gestire i cambiamenti. Tali comportamenti possono interferire significativamente con il funzionamento quotidiano e lo sviluppo sociale del bambino.

Caratteristiche

Le caratteristiche principali dei comportamenti e degli interessi ristretti e ripetitivi includono:

- **Movimenti ripetitivi:** Azioni come dondolare, battere le mani, girare su se stessi o manipolare oggetti in modo ripetitivo.
- **Routine rigide:** Insistenza su rituali e routine quotidiane, con grande difficoltà ad accettare cambiamenti o variazioni.
- **Interessi limitati e focalizzati:** Forte preoccupazione per un argomento specifico, oggetto o attività, spesso a scapito di altre attività o interessi.
- **Comportamenti ritualizzati:** Azioni stereotipate che devono essere eseguite in un modo specifico, come allineare oggetti o seguire percorsi particolari.
- **Risposte inusuali agli stimoli sensoriali:** Reazioni intense a stimoli sensoriali come luci, suoni, texture o gusti, che possono includere sia ipersensibilità che iposensibilità.

Cause e Fattori di Rischio

Le cause dei comportamenti e degli interessi ristretti e ripetitivi possono essere varie e spesso interconnesse:

- **Fattori genetici:** Una predisposizione genetica è spesso associata ai disturbi dello spettro autistico e ad altri disturbi dello sviluppo.

- **Anomalie neurologiche:** Differenze nella struttura e nella funzione cerebrale che influenzano il comportamento e l'elaborazione delle informazioni.
- **Fattori sensoriali:** Difficoltà nell'elaborazione delle informazioni sensoriali possono contribuire a comportamenti ripetitivi e interessi ristretti.
- **Ambiente di sviluppo:** Esperienze e interazioni precoci possono influenzare l'emergere di questi comportamenti.

Strumenti di Valutazione

La valutazione dei comportamenti e degli interessi ristretti e ripetitivi richiede un approccio multidisciplinare:

- **Osservazione clinica:** Valutazione delle abitudini e dei comportamenti del bambino durante il gioco e le interazioni quotidiane.
- **Interviste con genitori e insegnanti:** Raccolta di informazioni dettagliate sui comportamenti osservati in diversi contesti.
- **Valutazioni standardizzate:** Utilizzo di strumenti come l'ADOS (Autism Diagnostic Observation Schedule) e l'ADI-R (Autism Diagnostic Interview-Revised) per valutare la presenza e la gravità di comportamenti ripetitivi e interessi ristretti.
- **Analisi funzionale del comportamento:** Identificazione delle funzioni e delle cause dei comportamenti ripetitivi attraverso l'osservazione e la raccolta di dati.

Tecniche di Intervento

Gli interventi per i comportamenti e gli interessi ristretti e ripetitivi devono essere personalizzati e possono includere:

- **Interventi comportamentali:** Tecniche come l'ABA (Applied Behavior Analysis) per ridurre i comportamenti problematici e insegnare nuove abilità attraverso il rinforzo positivo.
- **Terapie occupazionali:** Interventi sensoriali per aiutare il bambino a gestire e regolare le risposte sensoriali.
- **Terapie cognitive e comportamentali:** Strategie per aiutare il bambino a sviluppare una maggiore flessibilità cognitiva e a ridurre l'ansia legata ai cambiamenti.
- **Coinvolgimento della famiglia:** Educazione dei genitori su come gestire e ridurre i comportamenti ripetitivi a casa, attraverso l'uso di strategie di rinforzo e la creazione di routine prevedibili.

- **Supporto educativo:** Collaborazione con insegnanti e scuole per creare un ambiente di apprendimento che supporti lo sviluppo sociale e comportamentale del bambino.
- **Tecnologie assistive:** Utilizzo di strumenti e applicazioni per supportare l'intervento comportamentale e l'insegnamento di nuove abilità.

CASO STUDIO

Profilo del Paziente: Andrea, un bambino di 6 anni, è stato portato dai genitori in una clinica per valutazione a causa di comportamenti ripetitivi e resistenza ai cambiamenti. Gli insegnanti avevano notato che Andrea passava molto tempo a girare oggetti e mostrava grande difficoltà quando veniva interrotta la sua routine quotidiana.

Valutazione: Durante la valutazione, il logopedista ha utilizzato l'ADOS (Autism Diagnostic Observation Schedule) per valutare i comportamenti di Andrea. I risultati hanno indicato una presenza significativa di comportamenti ripetitivi e un forte attaccamento alle routine.

Intervento: È stato sviluppato un piano terapeutico che includeva sessioni di ABA (Applied Behavior Analysis) tre volte alla settimana per lavorare sulla riduzione dei comportamenti ripetitivi e sull'aumento della flessibilità cognitiva. Inoltre, sono stati implementati interventi sensoriali per aiutare Andrea a gestire le sue risposte agli stimoli sensoriali.

Risultati: Dopo sei mesi di intervento, Andrea ha mostrato miglioramenti significativi nella gestione dei cambiamenti e una riduzione dei comportamenti ripetitivi. Ha iniziato a partecipare a nuove attività con maggiore entusiasmo e a mostrare una maggiore flessibilità nelle sue routine quotidiane.

CONCLUSIONE

I comportamenti e gli interessi ristretti e ripetitivi rappresentano una sfida significativa per molti bambini, influenzando il loro funzionamento quotidiano e lo sviluppo sociale. Tuttavia, con una diagnosi precoce e un intervento mirato e intensivo, i bambini con questi comportamenti possono fare progressi sostanziali. Il ruolo del logopedista e degli altri professionisti coinvolti è cruciale nell'identificare i comportamenti problematici, sviluppare un piano terapeutico appropriato e lavorare in stretta collaborazione con la famiglia e la scuola per supportare il bambino nel suo percorso di sviluppo comportamentale e sociale.

DISTURBI DELLA FLUENZA VERBALE: BALBUZIE

Introduzione e Definizione

La balbuzie è un disturbo della fluenza verbale caratterizzato da interruzioni involontarie del flusso del discorso, che si manifestano come ripetizioni, prolungamenti o blocchi dei suoni, delle sillabe o delle parole. Questo disturbo può variare in gravità e può essere influenzato da fattori emotivi, situazionali e ambientali. La balbuzie può avere un impatto significativo sulla comunicazione quotidiana e sul benessere psicologico della persona.

Caratteristiche

Le caratteristiche principali della balbuzie includono:

- **Ripetizioni:** Ripetizione di suoni, sillabe, parole o frasi (es. "c-c-cane", "ma-ma-mamma").
- **Prolungamenti:** Estensione prolungata di un suono (es. "ssssssole").
- **Blocchi:** Arresto involontario del flusso del discorso, spesso accompagnato da tensione fisica.
- **Interiezioni:** Aggiunta di suoni o parole inutili durante il discorso (es. "uh", "em").
- **Evitamento delle parole:** Sostituzione di parole o riformulazione delle frasi per evitare suoni difficili.
- **Comportamenti secondari:** Movimenti del corpo, tic o alterazioni del respiro associati allo sforzo di parlare.
- **Ansia e tensione:** Elevati livelli di ansia e tensione prima e durante il parlare, spesso peggiorando la balbuzie.

Cause e Fattori di Rischio

Le cause della balbuzie sono complesse e multifattoriali:

- **Fattori genetici:** Predisposizione familiare alla balbuzie.
- **Anomalie neurologiche:** Differenze nella struttura e nella funzione delle aree cerebrali coinvolte nella produzione del linguaggio.
- **Fattori di sviluppo:** La balbuzie spesso emerge durante l'infanzia, quando le abilità linguistiche sono in fase di sviluppo.

- **Fattori psicologici:** Ansia, stress e pressione emotiva possono aggravare la balbuzie.
- **Fattori ambientali:** Esperienze sociali, aspettative comunicative e dinamiche familiari possono influenzare l'insorgenza e il mantenimento della balbuzie.

STRUMENTI DI VALUTAZIONE

La valutazione della balbuzie richiede un approccio multidisciplinare:

- **Osservazione clinica:** Valutazione della fluenza verbale durante la conversazione spontanea e in situazioni strutturate.
- **Valutazioni standardizzate:** Utilizzo di strumenti come lo Stuttering Severity Instrument (SSI) per misurare la gravità della balbuzie.
- **Interviste con genitori e insegnanti:** Raccolta di informazioni sulle manifestazioni della balbuzie in diversi contesti e sulla storia dello sviluppo del linguaggio.
- **Storia clinica:** Raccolta di informazioni dettagliate sullo sviluppo del linguaggio, esperienze traumatiche e dinamiche familiari.
- **Valutazione psicologica:** Esame degli aspetti emotivi e psicologici associati alla balbuzie, come ansia e autostima.

TECNICHE DI INTERVENTO

Il trattamento della balbuzie deve essere personalizzato e può includere:

- **Terapia della fluenza:** Tecniche per migliorare la fluenza verbale, come il controllo della respirazione, la modulazione del ritmo del parlato e l'uso di strategie di rilassamento.
- **Modelli di fluenza:** Tecniche che insegnano al bambino a parlare in modo più fluente utilizzando modelli di parlato lento e controllato.
- **Interventi comportamentali:** Tecniche basate sull'ABA (Applied Behavior Analysis) per ridurre i comportamenti di evitamento e migliorare la fluenza.
- **Terapia cognitivo-comportamentale (CBT):** Strategie per affrontare l'ansia e i pensieri negativi associati alla balbuzie.
- **Coinvolgimento della famiglia:** Educazione dei genitori su come supportare la fluenza del bambino a casa, attraverso tecniche di modellazione e rinforzo positivo.

- **Supporto educativo:** Collaborazione con insegnanti e scuole per creare un ambiente di apprendimento che supporti la comunicazione del bambino.
- **Gruppi di supporto:** Partecipazione a gruppi di auto-aiuto e supporto per condividere esperienze e strategie con altri che vivono la stessa condizione.

Caso Studio

Profilo del Paziente: Luca, un bambino di 7 anni, è stato portato dai genitori in una clinica logopedica a causa di difficoltà persistenti nella fluenza verbale. Gli insegnanti avevano notato che Luca tendeva a ripetere suoni e parole e mostrava segni di ansia durante le presentazioni orali.

Valutazione: Durante la valutazione, il logopedista ha utilizzato lo Stuttering Severity Instrument (SSI) per misurare la gravità della balbuzie di Luca. I risultati hanno indicato una balbuzie moderata, con ripetizioni e blocchi frequenti.

Intervento: È stato sviluppato un piano terapeutico che includeva sessioni di terapia della fluenza due volte alla settimana, utilizzando tecniche di controllo della respirazione e del ritmo del parlato. Inoltre, sono stati implementati interventi comportamentali per ridurre i comportamenti di evitamento e affrontare l'ansia legata al parlare.

Risultati: Dopo sei mesi di intervento, Luca ha mostrato miglioramenti significativi nella fluenza verbale. Le ripetizioni e i blocchi sono diminuiti e ha iniziato a partecipare alle attività orali a scuola con maggiore sicurezza e meno ansia.

Conclusione

La balbuzie rappresenta una sfida significativa per molti bambini, influenzando la loro capacità di comunicare efficacemente e il loro benessere psicologico. Tuttavia, con una diagnosi precoce e un intervento mirato e intensivo, i bambini con balbuzie possono fare progressi sostanziali. Il ruolo del logopedista e degli altri professionisti coinvolti è cruciale nell'identificare il disturbo, sviluppare un piano terapeutico appropriato e lavorare in stretta collaborazione con la famiglia e la scuola per supportare il bambino nel suo percorso di sviluppo della fluenza verbale.

DISTURBI DELLA FLUENZA VERBALE: CLUTTERING

Introduzione e Definizione

Il cluttering è un disturbo della fluenza verbale caratterizzato da un ritmo di eloquio rapido e irregolare, che rende il discorso difficile da comprendere. Le persone con cluttering spesso parlano velocemente, omettendo suoni o sillabe, e hanno difficoltà a organizzare i loro pensieri in modo chiaro. Questo disturbo può interferire significativamente con la comunicazione quotidiana e la comprensione degli altri.

Caratteristiche

Le caratteristiche principali del cluttering includono:

- **Ritmo di eloquio rapido:** Parlare velocemente, spesso accelerando il ritmo fino a diventare incomprensibile.
- **Disfluenze del discorso:** Omissione di suoni, sillabe o parole, e frequenti interruzioni nel flusso del discorso.
- **Disorganizzazione del pensiero:** Difficoltà a strutturare le frasi e i pensieri in modo logico e coerente.
- **Articolazione imprecisa:** Produzione imprecisa dei suoni del linguaggio, con parole che possono risultare "sminuzzate" o distorte.
- **Scarsa consapevolezza del problema:** Le persone con cluttering spesso non si rendono conto delle loro difficoltà di fluenza e della mancanza di chiarezza nel loro discorso.
- **Problemi con la prosodia:** Variazioni inappropriate nel tono, nel volume e nel ritmo del discorso.

Cause e Fattori di Rischio

Le cause del cluttering sono complesse e non completamente comprese, ma possono includere:

- **Fattori neurologici:** Anomalie nelle aree cerebrali coinvolte nella produzione e nel controllo del linguaggio.
- **Fattori genetici:** Predisposizione familiare a disturbi della fluenza verbale.

- **Sviluppo linguistico:** Ritardi o anomalie nello sviluppo delle abilità linguistiche e comunicative.
- **Fattori psicologici:** Ansia, stress e altre condizioni emotive possono esacerbare i sintomi del cluttering.
- **Fattori ambientali:** Dinamiche familiari e ambienti di apprendimento che non supportano adeguatamente lo sviluppo della fluenza verbale.

STRUMENTI DI VALUTAZIONE

La valutazione del cluttering richiede un approccio completo e multidisciplinare:

- **Osservazione clinica:** Valutazione del ritmo, del flusso e della chiarezza del discorso durante la conversazione spontanea e in situazioni strutturate.
- **Valutazioni standardizzate:** Utilizzo di strumenti come il Cluttering Severity Instrument (CSI) per misurare la gravità del cluttering.
- **Interviste con genitori e insegnanti:** Raccolta di informazioni sulle manifestazioni del cluttering in diversi contesti e sulla storia dello sviluppo del linguaggio.
- **Storia clinica:** Raccolta di informazioni dettagliate sullo sviluppo del linguaggio, esperienze traumatiche e dinamiche familiari.
- **Valutazione psicologica:** Esame degli aspetti emotivi e psicologici associati al cluttering, come ansia e autostima.

TECNICHE DI INTERVENTO

Il trattamento del cluttering deve essere personalizzato e può includere:

- **Terapia della fluenza:** Tecniche per rallentare il ritmo del parlato e migliorare la chiarezza del discorso, come il controllo della respirazione e la modulazione del ritmo.
- **Terapia dell'articolazione:** Esercizi per migliorare la precisione dei suoni del linguaggio e ridurre le omissioni.
- **Organizzazione del pensiero:** Strategie per aiutare la persona a organizzare i pensieri in modo logico e coerente prima di parlare.
- **Consapevolezza del discorso:** Tecniche per aumentare la consapevolezza della persona riguardo alla propria fluenza verbale e alla comprensibilità del discorso.

- **Interventi comportamentali:** Tecniche basate sull'ABA (Applied Behavior Analysis) per ridurre i comportamenti problematici e migliorare la fluenza.
- **Coinvolgimento della famiglia:** Educazione dei genitori su come supportare la fluenza del bambino a casa, attraverso tecniche di modellazione e rinforzo positivo.
- **Supporto educativo:** Collaborazione con insegnanti e scuole per creare un ambiente di apprendimento che supporti la comunicazione del bambino.

Caso Studio

Profilo del Paziente: Matteo, un bambino di 9 anni, è stato portato dai genitori in una clinica logopedica a causa di difficoltà persistenti nella chiarezza del discorso. Gli insegnanti avevano notato che Matteo parlava molto velocemente, omettendo suoni e parole, rendendo difficile comprenderlo.

Valutazione: Durante la valutazione, il logopedista ha utilizzato il Cluttering Severity Instrument (CSI) per misurare la gravità del cluttering di Matteo. I risultati hanno indicato un ritmo di eloquio molto rapido e una scarsa organizzazione del discorso.

Intervento: È stato sviluppato un piano terapeutico che includeva sessioni di terapia della fluenza e dell'articolazione due volte alla settimana. Gli obiettivi includevano il rallentamento del ritmo del parlato, l'aumento della consapevolezza del discorso e l'organizzazione dei pensieri prima di parlare. Inoltre, sono stati implementati interventi comportamentali per migliorare la fluenza e ridurre i comportamenti di evitamento.

Risultati: Dopo sei mesi di intervento, Matteo ha mostrato miglioramenti significativi nella chiarezza del discorso. Ha imparato a parlare più lentamente e in modo più organizzato, riducendo le omissioni e migliorando la comprensibilità del suo discorso.

Conclusione

Il cluttering rappresenta una sfida significativa per molti bambini, influenzando la loro capacità di comunicare chiaramente ed efficacemente. Tuttavia, con una diagnosi precoce e un intervento mirato e intensivo, i bambini con cluttering possono fare progressi sostanziali. Il ruolo del logopedista e degli altri professionisti coinvolti è cruciale nell'identificare il disturbo, sviluppare un piano terapeutico appropriato e lavorare in stretta collaborazione con la famiglia e la scuola per supportare il bambino nel suo percorso di sviluppo della fluenza verbale e della chiarezza del discorso.

DISTURBI DELLA VOCE: DISFONIA

Introduzione e Definizione

La disfonia è un disturbo della voce caratterizzato da un'alterazione della qualità, del tono, del volume o della durata della voce che può rendere la comunicazione difficile. Questo disturbo può manifestarsi in vari gradi di severità, dal leggero raucedine alla perdita completa della voce (afonia). La disfonia può avere un impatto significativo sulla capacità di comunicare efficacemente e influire sul benessere psicologico della persona.

Caratteristiche

Le caratteristiche principali della disfonia includono:

- **Raucedine:** Voce aspra o graffiante.
- **Voce affaticata:** Sensazione di stanchezza vocale dopo un uso prolungato della voce.
- **Afonia:** Perdita totale della voce.
- **Instabilità del tono:** Variazioni anomale del tono vocale durante il discorso.
- **Volume ridotto:** Difficoltà a produrre una voce sufficientemente forte per essere uditi chiaramente.
- **Interruzioni della voce:** Interruzioni involontarie del flusso vocale, con la voce che può "rompersi" o diventare intermittente.

Cause e Fattori di Rischio

Le cause della disfonia possono essere varie e includono:

- **Abuso vocale:** Uso eccessivo o scorretto della voce, come parlare troppo forte o urlare.
- **Infezioni respiratorie:** Raffreddori, laringiti e altre infezioni delle vie respiratorie superiori.
- **Problemi neurologici:** Disturbi che influenzano il controllo dei muscoli vocali, come la paralisi delle corde vocali.
- **Allergie:** Reazioni allergiche che causano infiammazione delle corde vocali.
- **Reflusso gastroesofageo:** Il reflusso acido che irrita le corde vocali.

- **Fattori psicologici:** Stress, ansia e tensione emotiva che possono influenzare negativamente la produzione vocale.
- **Condizioni mediche:** Polipi, noduli o cisti sulle corde vocali, traumi o lesioni alle corde vocali.

STRUMENTI DI VALUTAZIONE

La valutazione della disfonia richiede un approccio completo e multidisciplinare:

- **Osservazione clinica:** Valutazione della qualità vocale durante la conversazione e l'uso della voce in diversi contesti.
- **Valutazioni strumentali:** Utilizzo di strumenti come la laringoscopia per visualizzare direttamente le corde vocali e valutare eventuali anomalie.
- **Valutazioni acustiche:** Analisi acustica della voce per misurare parametri come il tono, il volume e la qualità della voce.
- **Interviste con pazienti e familiari:** Raccolta di informazioni sulla storia vocale del paziente, i sintomi e i fattori scatenanti.
- **Storia clinica:** Raccolta di informazioni dettagliate sulle condizioni mediche e gli eventi che possono aver contribuito alla disfonia.

TECNICHE DI INTERVENTO

Il trattamento della disfonia deve essere personalizzato in base alle specifiche esigenze del paziente e può includere:

- **Terapia vocale:** Tecniche per migliorare l'uso della voce e ridurre i comportamenti vocali dannosi. Questo può includere esercizi di respirazione, rilassamento e tecniche di risonanza.
- **Igiene vocale:** Educazione su come mantenere una buona salute vocale, inclusi suggerimenti per evitare l'abuso vocale, mantenere una buona idratazione e ridurre l'esposizione a irritanti come il fumo.
- **Trattamento medico:** Interventi medici per trattare le condizioni sottostanti che causano la disfonia, come infezioni o reflusso gastroesofageo.
- **Intervento chirurgico:** In alcuni casi, può essere necessario un intervento chirurgico per rimuovere polipi, noduli o altre lesioni dalle corde vocali.
- **Supporto psicologico:** Terapia per affrontare lo stress, l'ansia e altre condizioni psicologiche che possono influenzare negativamente la voce.

- **Tecnologie assistive:** Utilizzo di dispositivi come microfoni o amplificatori vocali per aiutare le persone con voce debole a comunicare più facilmente.

Caso Studio

Profilo del Paziente: Anna, una donna di 35 anni, è stata riferita a una clinica logopedica a causa di una raucedine persistente che durava da oltre sei mesi. Anna, che lavora come insegnante, ha notato che la sua voce si affaticava facilmente e spesso diventava aspra dopo aver parlato per lunghi periodi.

Valutazione: Durante la valutazione, il logopedista ha utilizzato la laringoscopia per esaminare le corde vocali di Anna, rilevando la presenza di noduli vocali. Inoltre, è stata effettuata un'analisi acustica della voce per valutare la qualità vocale e identificare specifiche caratteristiche della disfonia di Anna.

Intervento: È stato sviluppato un piano terapeutico che includeva sessioni di terapia vocale due volte alla settimana, focalizzate su tecniche di rilassamento, esercizi di risonanza e strategie per ridurre l'abuso vocale. Inoltre, Anna ha ricevuto istruzioni dettagliate sull'igiene vocale per mantenere una buona salute vocale e prevenire ulteriori danni alle corde vocali.

Risultati: Dopo tre mesi di intervento, Anna ha mostrato significativi miglioramenti nella qualità della voce e nella resistenza vocale. I noduli vocali sono diminuiti di dimensioni e la raucedine è stata notevolmente ridotta. Anna ha imparato a gestire meglio la sua voce e a evitare comportamenti vocali dannosi, permettendole di svolgere il suo lavoro di insegnante con maggiore facilità.

Conclusione

La disfonia rappresenta una sfida significativa per molte persone, influenzando la loro capacità di comunicare efficacemente e il loro benessere psicologico. Tuttavia, con una diagnosi precoce e un intervento mirato e intensivo, le persone con disfonia possono fare progressi sostanziali. Il ruolo del logopedista e degli altri professionisti coinvolti è cruciale nell'identificare il disturbo, sviluppare un piano terapeutico appropriato e lavorare in stretta collaborazione con il paziente per supportare il recupero e il mantenimento della salute vocale.

DISTURBI DELLA VOCE: AFONIA

Introduzione e Definizione

L'afonia è una condizione caratterizzata dalla perdita totale della capacità di produrre suoni vocali. Questa condizione può essere temporanea o permanente e può avere un impatto significativo sulla capacità di comunicare e sulla qualità della vita della persona. L'afonia può derivare da varie cause, tra cui problemi neurologici, traumi fisici alle corde vocali, infezioni e uso eccessivo o scorretto della voce.

Caratteristiche

Le caratteristiche principali dell'afonia includono:

- **Assenza di suoni vocali:** Incapacità di produrre suoni vocali durante il tentativo di parlare.
- **Comunicazione sussurrata:** Uso di sussurri come unico modo di comunicare verbalmente.
- **Sforzo vocale:** Sensazione di sforzo estremo durante il tentativo di parlare, spesso senza successo.
- **Disagio fisico:** Sensazioni di tensione, dolore o disagio nella laringe e nelle strutture circostanti.
- **Impatto emotivo:** Ansia, frustrazione e stress dovuti all'incapacità di comunicare verbalmente.

Cause e Fattori di Rischio

Le cause dell'afonia possono essere varie e includono:

- **Traumi fisici:** Danni alle corde vocali causati da incidenti, interventi chirurgici o intubazione.
- **Infezioni:** Laringiti acute o croniche e altre infezioni delle vie respiratorie superiori.
- **Problemi neurologici:** Condizioni che influenzano il controllo neurologico dei muscoli vocali, come la paralisi delle corde vocali o la distonia laringea.
- **Abuso vocale:** Uso eccessivo o scorretto della voce, come urlare, parlare troppo a lungo o cantare in modo improprio.

- **Condizioni psicologiche:** Disturbi psicogeni come l'afonia psicogena, dove la perdita della voce è legata a fattori emotivi o psicologici.
- **Condizioni mediche:** Presenza di tumori, noduli, polipi o altre lesioni sulle corde vocali.

Strumenti di Valutazione

La diagnosi di afonia richiede una valutazione completa e multidisciplinare:

- **Osservazione clinica:** Valutazione della capacità di produrre suoni vocali e dell'uso della comunicazione sussurrata.
- **Laringoscopia:** Esame visivo delle corde vocali utilizzando un laringoscopio per identificare eventuali lesioni o anomalie.
- **Valutazioni acustiche:** Analisi acustica della voce, se possibile, per misurare eventuali suoni prodotti e valutare la qualità vocale.
- **Interviste con pazienti e familiari:** Raccolta di informazioni sulla storia vocale del paziente, i sintomi e i fattori scatenanti.
- **Storia clinica:** Raccolta di informazioni dettagliate sulle condizioni mediche e gli eventi che possono aver contribuito all'afonia.
- **Valutazione psicologica:** Esame degli aspetti emotivi e psicologici associati all'afonia, come ansia, depressione e stress.

Tecniche di Intervento

Il trattamento dell'afonia deve essere personalizzato in base alle specifiche esigenze del paziente e può includere:

- **Terapia vocale:** Tecniche per ripristinare la capacità vocale, incluso il controllo della respirazione, esercizi di rilassamento e tecniche di risonanza.
- **Igiene vocale:** Educazione su come mantenere una buona salute vocale e prevenire ulteriori danni alle corde vocali.
- **Trattamento medico:** Interventi medici per trattare le condizioni sottostanti che causano l'afonia, come infezioni o reflusso gastroesofageo.
- **Intervento chirurgico:** In alcuni casi, può essere necessario un intervento chirurgico per rimuovere lesioni dalle corde vocali o correggere danni strutturali.
- **Supporto psicologico:** Terapia per affrontare lo stress, l'ansia e altre condizioni psicologiche che possono influenzare negativamente la voce.

- **Tecnologie assistive:** Utilizzo di dispositivi come microfoni o amplificatori vocali per aiutare le persone con voce debole a comunicare più facilmente.
- **Comunicazione alternativa:** Insegnamento di metodi di comunicazione non verbale, come il linguaggio dei segni o l'uso di dispositivi di comunicazione aumentativa e alternativa (CAA).

CASO STUDIO

Profilo del Paziente: Maria, una donna di 45 anni, ha sviluppato afonia improvvisa dopo un intervento chirurgico alla tiroide. Nonostante il recupero fisico dall'intervento, Maria non è stata in grado di produrre suoni vocali e si è trovata a comunicare solo tramite sussurri.

Valutazione: Durante la valutazione, il logopedista ha utilizzato la laringoscopia per esaminare le corde vocali di Maria, rilevando una paralisi parziale delle corde vocali. Inoltre, è stata effettuata una valutazione psicologica per determinare l'impatto emotivo dell'afonia.

Intervento: È stato sviluppato un piano terapeutico che includeva sessioni di terapia vocale tre volte alla settimana, focalizzate su tecniche di rilassamento e controllo della respirazione, e su esercizi per stimolare la produzione vocale. Inoltre, Maria ha ricevuto supporto psicologico per affrontare l'ansia e la frustrazione legate alla sua condizione.

Risultati: Dopo sei mesi di intervento, Maria ha mostrato miglioramenti significativi nella capacità di produrre suoni vocali. Anche se la sua voce non era ancora completamente ripristinata, è riuscita a comunicare più efficacemente e ha guadagnato fiducia nelle sue abilità vocali. Il supporto psicologico ha aiutato a ridurre l'ansia e ha migliorato il suo benessere generale.

CONCLUSIONE

L'afonia rappresenta una sfida significativa per molte persone, influenzando la loro capacità di comunicare e il loro benessere psicologico. Tuttavia, con una diagnosi precoce e un intervento mirato e intensivo, le persone con afonia possono fare progressi sostanziali nel ripristino della voce. Il ruolo del logopedista e degli altri professionisti coinvolti è cruciale nell'identificare la causa del disturbo, sviluppare un piano terapeutico appropriato e lavorare in stretta collaborazione con il paziente per supportare il recupero e il mantenimento della salute vocale.

DISTURBI DELLA DEGLUTIZIONE: DISFAGIA PEDIATRICA

Introduzione e Definizione

La disfagia pediatrica è un disturbo che colpisce la capacità di deglutire in modo sicuro ed efficiente nei bambini. Questa condizione può influenzare l'assunzione di cibo e liquidi, portando a problemi nutrizionali, di crescita e di salute generale. La disfagia pediatrica può manifestarsi a diversi livelli del processo di deglutizione, compresi la fase orale, la fase faringea e la fase esofagea.

Caratteristiche

Le caratteristiche principali della disfagia pediatrica includono:

- **Difficoltà di suzione e masticazione:** Problemi nell'uso della bocca, delle labbra e della lingua per manipolare e preparare il cibo per la deglutizione.
- **Rifiuto del cibo:** Rifiuto di mangiare certi tipi di cibo o di bere liquidi.
- **Scarsa crescita:** Inadeguato aumento di peso o crescita insufficiente a causa della difficoltà nell'assunzione di nutrienti.
- **Tosse o soffocamento durante i pasti:** Episodi frequenti di tosse, soffocamento o strangolamento durante l'alimentazione.
- **Rigurgito o reflusso:** Frequente rigurgito di cibo o liquidi dopo la deglutizione.
- **Infezioni respiratorie ricorrenti:** Polmonite o altre infezioni respiratorie causate dall'aspirazione di cibo o liquidi nei polmoni.
- **Disidratazione:** Segni di disidratazione a causa dell'incapacità di assumere sufficienti liquidi.

Cause e Fattori di Rischio

Le cause della disfagia pediatrica possono essere varie e includono:

- **Condizioni neurologiche:** Paralisi cerebrale, lesioni cerebrali traumatiche, malattie neurodegenerative e altre condizioni che influenzano il controllo motorio.
- **Anomalie congenite:** Malformazioni anatomiche della bocca, della faringe o dell'esofago, come il labbro leporino o la fessura palatina.

- **Problemi muscolari:** Disturbi muscolari che influenzano la forza e la coordinazione necessarie per la deglutizione.
- **Reflusso gastroesofageo:** Reflusso acido che causa irritazione e difficoltà nella deglutizione.
- **Prematurità:** Bambini prematuri possono avere un sistema neuromuscolare immaturo che influisce sulla deglutizione.
- **Problemi comportamentali:** Fobie alimentari o comportamenti di rifiuto del cibo.

Strumenti di Valutazione

La diagnosi della disfagia pediatrica richiede una valutazione completa e multidisciplinare:

- **Osservazione clinica:** Valutazione del comportamento alimentare del bambino, delle abilità di suzione e masticazione e delle risposte durante i pasti.
- **Videofluoroscopia della deglutizione:** Un esame radiografico che visualizza il processo di deglutizione in tempo reale per identificare problemi specifici.
- **Valutazione endoscopica della deglutizione:** Uso di un endoscopio per osservare direttamente le strutture e le funzioni della gola durante la deglutizione.
- **Valutazioni orali e motorie:** Esame delle strutture orali e delle abilità motorie per identificare deficit specifici.
- **Interviste con genitori e caregiver:** Raccolta di informazioni dettagliate sulle abitudini alimentari, i sintomi e la storia medica del bambino.
- **Valutazione nutrizionale:** Analisi dello stato nutrizionale del bambino per identificare carenze e problemi di crescita.

Tecniche di Intervento

Il trattamento della disfagia pediatrica deve essere personalizzato in base alle specifiche esigenze del bambino e può includere:

- **Terapia della deglutizione:** Esercizi e tecniche per migliorare la forza e la coordinazione dei muscoli coinvolti nella deglutizione.
- **Modifiche della dieta:** Adattamento della consistenza dei cibi e dei liquidi per facilitare la deglutizione e ridurre il rischio di aspirazione.

- **Strategie di alimentazione:** Tecniche per migliorare l'efficacia e la sicurezza dell'alimentazione, come l'uso di posizioni specifiche durante i pasti.
- **Interventi comportamentali:** Strategie per affrontare problemi comportamentali legati all'alimentazione, come la desensibilizzazione a certi cibi.
- **Supporto nutrizionale:** Consulenza nutrizionale per garantire che il bambino riceva tutti i nutrienti necessari per una crescita e uno sviluppo sani.
- **Educazione e supporto ai genitori:** Formazione dei genitori e dei caregiver su come gestire la disfagia a casa, inclusa l'implementazione delle tecniche di alimentazione sicura.
- **Intervento medico:** Trattamento delle condizioni mediche sottostanti che possono contribuire alla disfagia, come il reflusso gastroesofageo.

Caso Studio

Profilo del Paziente: Giulia, una bambina di 2 anni, è stata portata dai genitori in una clinica logopedica a causa di difficoltà persistenti durante l'alimentazione. Giulia tossiva frequentemente durante i pasti, rifiutava molti cibi solidi e mostrava segni di scarsa crescita.

Valutazione: Durante la valutazione, il logopedista ha utilizzato la videofluoroscopia della deglutizione per osservare il processo di deglutizione di Giulia. I risultati hanno indicato una debolezza muscolare nella fase orale e faringea della deglutizione, con episodi di aspirazione durante l'alimentazione.

Intervento: È stato sviluppato un piano terapeutico che includeva sessioni di terapia della deglutizione due volte alla settimana, focalizzate su esercizi per migliorare la forza muscolare e la coordinazione. Inoltre, la dieta di Giulia è stata modificata per includere cibi e liquidi di consistenza più facile da deglutire. I genitori di Giulia hanno ricevuto formazione sulle tecniche di alimentazione sicura e strategie comportamentali per incoraggiare l'accettazione di nuovi cibi.

Risultati: Dopo sei mesi di intervento, Giulia ha mostrato miglioramenti significativi nella deglutizione e ha iniziato ad accettare una varietà più ampia di cibi. Gli episodi di tosse durante i pasti sono diminuiti e Giulia ha iniziato a mostrare segni di crescita più adeguata.

CONCLUSIONE

La disfagia pediatrica rappresenta una sfida significativa per molti bambini, influenzando la loro capacità di nutrirsi in modo sicuro ed efficace e il loro sviluppo generale. Tuttavia, con una diagnosi precoce e un intervento mirato e intensivo, i bambini con disfagia possono fare progressi sostanziali. Il ruolo del logopedista e degli altri professionisti coinvolti è cruciale nell'identificare il disturbo, sviluppare un piano terapeutico appropriato e lavorare in stretta collaborazione con la famiglia per supportare il bambino nel suo percorso di sviluppo delle abilità di deglutizione e alimentazione.

DISTURBI DELLA COMUNICAZIONE NEI BAMBINI CON DISABILITÀ MULTIPLE

Introduzione e Definizione

I disturbi della comunicazione nei bambini con disabilità multiple rappresentano una sfida complessa e multifattoriale. Questi bambini possono presentare una combinazione di deficit fisici, cognitivi, sensoriali e/o emotivi che influenzano significativamente le loro capacità di comunicare in modo efficace. La comunicazione può essere compromessa a diversi livelli, inclusa la produzione del linguaggio, la comprensione del linguaggio, l'interazione sociale e l'uso di modalità alternative di comunicazione.

Caratteristiche

Le caratteristiche dei disturbi della comunicazione nei bambini con disabilità multiple possono variare ampiamente in base alle specifiche disabilità presenti. Tuttavia, alcune caratteristiche comuni includono:

- **Difficoltà nell'articolazione e nella fonazione:** Problemi nella produzione di suoni chiari e comprensibili.
- **Limitata capacità linguistica:** Vocabolario ridotto, frasi semplici e difficoltà nella comprensione di istruzioni complesse.
- **Problemi nella comprensione del linguaggio:** Difficoltà a comprendere parole, frasi o concetti, anche quelli appropriati per la loro età.
- **Interazioni sociali limitate:** Difficoltà a iniziare e mantenere conversazioni, comprendere segnali non verbali e partecipare a giochi di ruolo.
- **Dipendenza da modalità alternative di comunicazione:** Uso di comunicazione aumentativa e alternativa (CAA) come immagini, simboli, dispositivi di output vocale e linguaggio dei segni.

Cause e Fattori di Rischio

Le cause dei disturbi della comunicazione nei bambini con disabilità multiple sono spesso complesse e interrelate:

- **Condizioni neurologiche:** Paralisi cerebrale, lesioni cerebrali traumatiche, sindrome di Down e altre condizioni neurologiche che influenzano lo sviluppo del linguaggio e delle abilità comunicative.
- **Disabilità sensoriali:** Problemi di vista e udito che limitano l'accesso alle informazioni linguistiche e sociali.
- **Disabilità motorie:** Problemi con il controllo motorio che influenzano la capacità di produrre suoni vocali o utilizzare gesti per comunicare.
- **Deficit cognitivi:** Ritardi nello sviluppo cognitivo che influenzano la comprensione e la produzione del linguaggio.
- **Fattori ambientali:** Esperienze di vita limitate, mancanza di stimolazione linguistica e interazioni sociali ridotte.

STRUMENTI DI VALUTAZIONE

La valutazione dei disturbi della comunicazione nei bambini con disabilità multiple richiede un approccio multidisciplinare e personalizzato:

- **Osservazione clinica:** Valutazione delle abilità comunicative durante il gioco, le interazioni quotidiane e le attività strutturate.
- **Valutazioni standardizzate:** Utilizzo di test specifici per misurare le abilità linguistiche, come il PLS (Preschool Language Scale) o il CELF (Clinical Evaluation of Language Fundamentals), adattati alle capacità del bambino.
- **Interviste con genitori e caregiver:** Raccolta di informazioni dettagliate sulle abilità comunicative del bambino in diversi contesti.
- **Valutazione delle abilità sensoriali e motorie:** Esame delle capacità visive, uditive e motorie del bambino per identificare deficit specifici.
- **Analisi funzionale del comportamento:** Identificazione delle funzioni e delle cause dei comportamenti comunicativi attraverso l'osservazione e la raccolta di dati.

TECNICHE DI INTERVENTO

Il trattamento dei disturbi della comunicazione nei bambini con disabilità multiple deve essere personalizzato e olistico:

- **Comunicazione aumentativa e alternativa (CAA):** Implementazione di sistemi di CAA, come immagini, simboli, dispositivi di output vocale e linguaggio dei segni, per supportare la comunicazione del bambino.

- **Terapia del linguaggio individualizzata:** Sessioni regolari con un logopedista per lavorare su obiettivi specifici di comunicazione, adattati alle capacità e alle necessità del bambino.
- **Interventi sensoriali e motori:** Terapie per migliorare le abilità sensoriali e motorie, supportando l'uso efficace della CAA e delle altre modalità di comunicazione.
- **Supporto comportamentale:** Tecniche di rinforzo positivo per promuovere comportamenti comunicativi appropriati e ridurre i comportamenti problematici.
- **Educazione e supporto ai genitori:** Formazione dei genitori su come utilizzare la CAA e altre tecniche di comunicazione a casa, e come creare un ambiente di supporto per lo sviluppo delle abilità comunicative.
- **Integrazione scolastica:** Collaborazione con insegnanti e personale scolastico per sviluppare strategie di comunicazione efficaci nel contesto educativo.

Caso Studio

Profilo del Paziente: Marco, un bambino di 6 anni con paralisi cerebrale e deficit visivi, è stato portato dai genitori in una clinica logopedica a causa di difficoltà significative nella comunicazione. Marco utilizzava solo poche parole e gesti per esprimere i suoi bisogni e aveva difficoltà a partecipare alle attività sociali a scuola.

Valutazione: Durante la valutazione, il logopedista ha utilizzato la PLS (Preschool Language Scale) adattata e ha condotto un'analisi funzionale del comportamento. I risultati hanno indicato che Marco aveva un vocabolario limitato e difficoltà significative nella comprensione e produzione del linguaggio.

Intervento: È stato sviluppato un piano terapeutico che includeva l'implementazione di un sistema di CAA basato su immagini e simboli, sessioni di terapia del linguaggio individualizzata due volte alla settimana e interventi sensoriali per migliorare le abilità visive e motorie. Inoltre, i genitori di Marco sono stati formati sull'uso della CAA a casa e sono stati coinvolti in sessioni di supporto comportamentale.

Risultati: Dopo sei mesi di intervento, Marco ha mostrato miglioramenti significativi nella sua capacità di comunicare utilizzando il sistema di CAA. Ha iniziato a esprimere i suoi bisogni e desideri in modo più efficace e ha mostrato un maggiore coinvolgimento nelle attività sociali a scuola. I genitori di Marco hanno riferito una riduzione dei comportamenti problematici e un aumento della soddisfazione nelle interazioni quotidiane.

Conclusione

I disturbi della comunicazione nei bambini con disabilità multiple rappresentano una sfida complessa che richiede un approccio multidisciplinare e personalizzato. Tuttavia, con una diagnosi precoce e un intervento mirato e intensivo, i bambini con queste difficoltà possono fare progressi significativi. Il ruolo del logopedista e degli altri professionisti coinvolti è cruciale nell'identificare i bisogni specifici del bambino, sviluppare un piano terapeutico appropriato e lavorare in stretta collaborazione con la famiglia e la scuola per supportare il bambino nel suo percorso di sviluppo delle abilità comunicative.

DISTURBI DEL COMPORTAMENTO ASSOCIATI ALLA COMUNICAZIONE: MUTISMO SELETTIVO

Introduzione e Definizione

Il mutismo selettivo è un disturbo d'ansia caratterizzato dall'incapacità di parlare in determinate situazioni sociali, nonostante la capacità di parlare sia presente in altri contesti. Questo disturbo si manifesta principalmente nei bambini e può influenzare significativamente il loro sviluppo sociale, emotivo e accademico. I bambini con mutismo selettivo sono spesso in grado di parlare normalmente con familiari stretti ma non riescono a farlo in ambienti come la scuola o con estranei.

Caratteristiche

Le caratteristiche principali del mutismo selettivo includono:

- **Silenzio in situazioni specifiche:** Incapacità di parlare in contesti sociali particolari, come a scuola o con persone estranee.
- **Normalità del linguaggio in contesti familiari:** Capacità di parlare normalmente con familiari o amici stretti.
- **Persistenza del disturbo:** Il mutismo selettivo dura per almeno un mese, escludendo il primo mese di scuola.
- **Ansia sociale:** Presenza di sintomi di ansia quando ci si trova nelle situazioni in cui il bambino non riesce a parlare.
- **Comportamenti di evitamento:** Evitamento delle situazioni in cui ci si aspetta che il bambino parli.
- **Comportamenti non verbali:** Uso di gesti, espressioni facciali e altri mezzi non verbali per comunicare.

Cause e Fattori di Rischio

Le cause del mutismo selettivo sono complesse e possono includere:

- **Fattori genetici:** Predisposizione familiare ai disturbi d'ansia.
- **Ansia sociale:** Il mutismo selettivo è spesso considerato una forma estrema di ansia sociale.
- **Esperienze traumatiche:** Esperienze traumatiche o stressanti possono contribuire allo sviluppo del disturbo.

- **Temperamento:** Bambini con temperamento timido o inibito sono più predisposti al mutismo selettivo.
- **Dinamiche familiari:** Eccessiva protezione da parte dei genitori o dinamiche familiari che rafforzano il comportamento silenzioso.

STRUMENTI DI VALUTAZIONE

La diagnosi del mutismo selettivo richiede una valutazione approfondita e multidisciplinare:

- **Osservazione clinica:** Valutazione del comportamento del bambino in diverse situazioni sociali.
- **Interviste con genitori e insegnanti:** Raccolta di informazioni dettagliate sul comportamento del bambino a casa e a scuola.
- **Valutazioni psicologiche:** Utilizzo di strumenti standardizzati per misurare i livelli di ansia e identificare eventuali comorbidità, come la scala di valutazione del mutismo selettivo (SMQ - Selective Mutism Questionnaire).
- **Valutazioni del linguaggio:** Esami per escludere disturbi del linguaggio o della comunicazione che potrebbero contribuire al mutismo.

TECNICHE DI INTERVENTO

Il trattamento del mutismo selettivo deve essere personalizzato e può includere:

- **Terapia cognitivo-comportamentale (CBT):** Tecniche per ridurre l'ansia sociale e promuovere comportamenti comunicativi positivi.
- **Esposizione graduale:** Esposizione controllata e graduale alle situazioni che causano ansia, con l'obiettivo di aumentare la fiducia e la capacità di parlare.
- **Terapia familiare:** Coinvolgimento dei genitori per educarli su come supportare il bambino e ridurre l'ansia nelle situazioni sociali.
- **Interventi scolastici:** Collaborazione con insegnanti e personale scolastico per creare un ambiente accogliente e supportivo che incoraggi il bambino a parlare.
- **Tecniche di rinforzo positivo:** Utilizzo di premi e incentivi per incoraggiare i tentativi di comunicazione verbale.
- **Tecnologie assistive:** Utilizzo di dispositivi di comunicazione aumentativa e alternativa (CAA) per facilitare la comunicazione in situazioni sociali.

Caso Studio

Profilo del Paziente: Marta, una bambina di 7 anni, è stata portata dai genitori in una clinica logopedica a causa della sua incapacità di parlare a scuola. A casa, Marta parlava normalmente con i genitori e il fratello, ma rimaneva completamente silenziosa in classe e con gli estranei.

Valutazione: Durante la valutazione, il logopedista ha utilizzato interviste con i genitori e gli insegnanti, osservazioni dirette e la scala di valutazione del mutismo selettivo (SMQ). I risultati hanno confermato che Marta soffriva di mutismo selettivo, manifestando ansia significativa nelle situazioni sociali scolastiche.

Intervento: È stato sviluppato un piano terapeutico che includeva sessioni di terapia cognitivo-comportamentale (CBT) una volta alla settimana, focalizzate su tecniche di esposizione graduale e rinforzo positivo. Gli insegnanti di Marta sono stati coinvolti nel processo terapeutico, creando un ambiente scolastico accogliente e incoraggiando piccoli tentativi di comunicazione.

Risultati: Dopo sei mesi di intervento, Marta ha mostrato miglioramenti significativi nella sua capacità di parlare a scuola. Ha iniziato a rispondere a semplici domande in classe e ha partecipato a brevi conversazioni con i compagni. Il supporto continuo dei genitori e degli insegnanti è stato cruciale per il successo del trattamento.

Conclusione

Il mutismo selettivo rappresenta una sfida significativa per molti bambini, influenzando la loro capacità di comunicare efficacemente e il loro benessere emotivo. Tuttavia, con una diagnosi precoce e un intervento mirato e intensivo, i bambini con mutismo selettivo possono fare progressi sostanziali. Il ruolo del logopedista e degli altri professionisti coinvolti è cruciale nell'identificare il disturbo, sviluppare un piano terapeutico appropriato e lavorare in stretta collaborazione con la famiglia e la scuola per supportare il bambino nel suo percorso di sviluppo delle abilità comunicative e sociali.

DISTURBI MOTORIO-ARTICOLATORI DELLA PAROLA: APRAXIA DEL LINGUAGGIO NEI BAMBINI

INTRODUZIONE E DEFINIZIONE

L'Apraxia del Linguaggio nei Bambini (CAS) è un disturbo motorio della parola caratterizzato da difficoltà nella pianificazione e programmazione dei movimenti necessari per parlare. Nonostante i bambini con CAS sappiano cosa vogliono dire, il loro cervello ha difficoltà a coordinare i movimenti delle labbra, della lingua e delle corde vocali per produrre i suoni corretti. Questo disturbo può influire significativamente sullo sviluppo linguistico e sulla comunicazione.

CARATTERISTICHE

Le caratteristiche principali della CAS includono:

- **Incoerenza nella produzione dei suoni:** Il bambino può produrre la stessa parola in modi diversi in tentativi successivi.
- **Difficoltà nella transizione tra suoni e sillabe:** Problemi nel passare da un suono all'altro o da una sillaba all'altra.
- **Errori prosodici:** Variazioni inappropriate nell'intonazione, nel ritmo e nella durata dei suoni.
- **Movimenti articolatori difficili:** Sforzo evidente per coordinare i movimenti necessari per la produzione del linguaggio.
- **Limitato inventario fonetico:** Uso di un numero ridotto di suoni rispetto a quanto previsto per l'età del bambino.

CAUSE E FATTORI DI RISCHIO

Le cause della CAS non sono completamente comprese, ma possono includere:

- **Fattori genetici:** Predisposizione familiare a disturbi del linguaggio e della comunicazione.
- **Anomalie neurologiche:** Problemi nel funzionamento delle aree cerebrali responsabili della pianificazione e della programmazione dei movimenti del linguaggio.

- **Comorbidità:** La CAS può essere associata a condizioni come disturbi dello spettro autistico, sindrome di Down o altre condizioni neurologiche e genetiche.

Strumenti di Valutazione

La diagnosi della CAS richiede una valutazione approfondita da parte di un logopedista:

- **Osservazione clinica:** Valutazione della produzione del linguaggio durante il gioco e le attività strutturate.
- **Valutazioni standardizzate:** Utilizzo di test specifici per misurare le abilità motorio-articolatorie, come il Kaufman Speech Praxis Test for Children (KSPT) o il Dynamic Evaluation of Motor Speech Skill (DEMSS).
- **Analisi fonetica e fonologica:** Esame dettagliato degli errori di produzione dei suoni per identificare pattern specifici.
- **Valutazione del linguaggio e della comunicazione:** Esame delle abilità linguistiche e comunicative generali del bambino.

Tecniche di Intervento

Il trattamento della CAS deve essere intensivo e personalizzato:

- **Terapia motoria della parola:** Esercizi specifici per migliorare la coordinazione dei movimenti articolatori e la precisione nella produzione dei suoni.
- **Terapia basata sulla pratica ripetitiva:** Uso di tecniche che coinvolgono la ripetizione intensiva di suoni e parole per rafforzare le connessioni neuromotorie.
- **Tecniche di modellazione e feedback:** Uso di feedback visivo, uditivo e tattile per aiutare il bambino a correggere i propri errori di produzione.
- **Approccio multimodale:** Integrazione di strategie di comunicazione aumentativa e alternativa (CAA) per supportare la comunicazione del bambino mentre le abilità motorie della parola sono in fase di sviluppo.
- **Coinvolgimento della famiglia:** Educazione dei genitori su come supportare il bambino a casa, utilizzando tecniche di rinforzo e pratiche di esercizi quotidiani.

Caso Studio

Profilo del Paziente: Luca, un bambino di 4 anni, è stato portato dai genitori in una clinica logopedica a causa di difficoltà significative nella produzione del linguaggio. Luca parlava in modo limitato e incoerente, con evidenti sforzi per articolare le parole.

Valutazione: Durante la valutazione, il logopedista ha utilizzato il Kaufman Speech Praxis Test for Children (KSPT) per misurare le abilità motorio-articolatorie di Luca. I risultati hanno indicato una diagnosi di CAS, con difficoltà specifiche nella transizione tra suoni e nella produzione coerente delle parole.

Intervento: È stato sviluppato un piano terapeutico che includeva sessioni di terapia motoria della parola tre volte alla settimana, focalizzate su esercizi di ripetizione intensiva e feedback visivo. I genitori di Luca sono stati istruiti su come supportare la pratica quotidiana a casa e utilizzare strategie di CAA per migliorare la comunicazione.

Risultati: Dopo sei mesi di intervento, Luca ha mostrato miglioramenti significativi nella produzione del linguaggio, con una maggiore coerenza e precisione nei suoni. Ha iniziato a parlare in modo più fluente e a partecipare più attivamente alle interazioni sociali.

CONCLUSIONE

L'Apraxia del Linguaggio nei Bambini rappresenta una sfida significativa per molti bambini, influenzando la loro capacità di comunicare in modo efficace. Tuttavia, con una diagnosi precoce e un intervento mirato e intensivo, i bambini con CAS possono fare progressi sostanziali. Il ruolo del logopedista è cruciale nell'identificare il disturbo, sviluppare un piano terapeutico appropriato e lavorare in stretta collaborazione con la famiglia per supportare il bambino nel suo percorso di sviluppo delle abilità motorio-articolatorie e della comunicazione.

DISTURBI MOTORIO-ARTICOLATORI DELLA PAROLA: DISPRASSIA VERBALE

Introduzione e Definizione

La disprassia verbale dell'infanzia è un disturbo neurologico che influisce sulla capacità di pianificare e coordinare i movimenti necessari per parlare. Nonostante i bambini con disprassia verbale possano sapere cosa vogliono dire, hanno difficoltà a coordinare i movimenti delle labbra, della lingua e delle corde vocali per produrre i suoni corretti. Questo disturbo può influire significativamente sulla chiarezza del linguaggio e sulla capacità di comunicare efficacemente.

Caratteristiche

Le caratteristiche principali della disprassia verbale includono:

- **Incoerenza nella produzione dei suoni:** Il bambino può produrre la stessa parola in modi diversi in tentativi successivi.
- **Difficoltà nella transizione tra suoni e sillabe:** Problemi nel passare da un suono all'altro o da una sillaba all'altra.
- **Errori prosodici:** Variazioni inappropriate nell'intonazione, nel ritmo e nella durata dei suoni.
- **Movimenti articolatori difficili:** Sforzo evidente per coordinare i movimenti necessari per la produzione del linguaggio.
- **Limitato inventario fonetico:** Uso di un numero ridotto di suoni rispetto a quanto previsto per l'età del bambino.

Cause e Fattori di Rischio

Le cause della disprassia verbale non sono completamente comprese, ma possono includere:

- **Fattori genetici:** Predisposizione familiare a disturbi del linguaggio e della comunicazione.
- **Anomalie neurologiche:** Problemi nel funzionamento delle aree cerebrali responsabili della pianificazione e della programmazione dei movimenti del linguaggio.

- **Comorbidità:** La disprassia verbale può essere associata a condizioni come disturbi dello spettro autistico, sindrome di Down o altre condizioni neurologiche e genetiche.

Strumenti di Valutazione

La diagnosi della disprassia verbale richiede una valutazione approfondita da parte di un logopedista:

- **Osservazione clinica:** Valutazione della produzione del linguaggio durante il gioco e le attività strutturate.
- **Valutazioni standardizzate:** Utilizzo di test specifici per misurare le abilità motorio-articolatorie, come il Kaufman Speech Praxis Test for Children (KSPT) o il Dynamic Evaluation of Motor Speech Skill (DEMSS).
- **Analisi fonetica e fonologica:** Esame dettagliato degli errori di produzione dei suoni per identificare pattern specifici.
- **Valutazione del linguaggio e della comunicazione:** Esame delle abilità linguistiche e comunicative generali del bambino.

Tecniche di Intervento

Il trattamento della disprassia verbale deve essere intensivo e personalizzato:

- **Terapia motoria della parola:** Esercizi specifici per migliorare la coordinazione dei movimenti articolatori e la precisione nella produzione dei suoni.
- **Terapia basata sulla pratica ripetitiva:** Uso di tecniche che coinvolgono la ripetizione intensiva di suoni e parole per rafforzare le connessioni neuromotorie.
- **Tecniche di modellazione e feedback:** Uso di feedback visivo, uditivo e tattile per aiutare il bambino a correggere i propri errori di produzione.
- **Approccio multimodale:** Integrazione di strategie di comunicazione aumentativa e alternativa (CAA) per supportare la comunicazione del bambino mentre le abilità motorie della parola sono in fase di sviluppo.
- **Coinvolgimento della famiglia:** Educazione dei genitori su come supportare il bambino a casa, utilizzando tecniche di rinforzo e pratiche di esercizi quotidiani.

Caso Studio

Profilo del Paziente: Giulia, una bambina di 5 anni, è stata portata dai genitori in una clinica logopedica a causa di difficoltà significative nella produzione del linguaggio. Giulia parlava in modo limitato e incoerente, con evidenti sforzi per articolare le parole.

Valutazione: Durante la valutazione, il logopedista ha utilizzato il Kaufman Speech Praxis Test for Children (KSPT) per misurare le abilità motorio-articolatorie di Giulia. I risultati hanno indicato una diagnosi di disprassia verbale, con difficoltà specifiche nella transizione tra suoni e nella produzione coerente delle parole.

Intervento: È stato sviluppato un piano terapeutico che includeva sessioni di terapia motoria della parola tre volte alla settimana, focalizzate su esercizi di ripetizione intensiva e feedback visivo. I genitori di Giulia sono stati istruiti su come supportare la pratica quotidiana a casa e utilizzare strategie di CAA per migliorare la comunicazione.

Risultati: Dopo sei mesi di intervento, Giulia ha mostrato miglioramenti significativi nella produzione del linguaggio, con una maggiore coerenza e precisione nei suoni. Ha iniziato a parlare in modo più fluente e a partecipare più attivamente alle interazioni sociali.

Conclusione

La disprassia verbale rappresenta una sfida significativa per molti bambini, influenzando la loro capacità di comunicare in modo efficace. Tuttavia, con una diagnosi precoce e un intervento mirato e intensivo, i bambini con disprassia verbale possono fare progressi sostanziali. Il ruolo del logopedista è cruciale nell'identificare il disturbo, sviluppare un piano terapeutico appropriato e lavorare in stretta collaborazione con la famiglia per supportare il bambino nel suo percorso di sviluppo delle abilità motorio-articolatorie e della comunicazione.

DISTURBI DEL LINGUAGGIO LEGATI A CONDIZIONI NEUROLOGICHE E GENETICHE

Introduzione e Definizione

I disturbi del linguaggio associati a condizioni genetiche comprendono una serie di difficoltà comunicative e linguistiche che si manifestano in individui con specifiche sindromi genetiche. Queste condizioni influenzano lo sviluppo del linguaggio e della comunicazione in modi distinti, spesso accompagnati da altre caratteristiche fisiche, cognitive e comportamentali.

Condizioni Genetiche e Disturbi del Linguaggio

Esistono diverse sindromi genetiche che possono influenzare il linguaggio e la comunicazione. Di seguito sono elencate alcune delle principali condizioni genetiche note per avere un impatto significativo sullo sviluppo linguistico:

1. **Sindrome di Down**
   - Caratterizzata da ritardo globale dello sviluppo linguistico, difficoltà nella produzione dei suoni e nella comprensione del linguaggio.
2. **Sindrome di Fragile X**
   - Include ritardo nello sviluppo del linguaggio, difficoltà nella comunicazione sociale, comportamenti ripetitivi e deficit di attenzione.
3. **Sindrome di Williams**
   - Profilo linguistico caratterizzato da una forte abilità verbale e una buona capacità di memoria uditiva, ma con difficoltà nella comprensione del linguaggio complesso e problemi di pragmatica.
4. **Sindrome di Rett**
   - Coinvolge una regressione delle abilità linguistiche dopo un periodo di sviluppo normale, con grave compromissione della comunicazione.
5. **Sindrome di Angelman**
   - Assenza o grave limitazione del linguaggio verbale, con uso prevalente di comunicazione non verbale e comportamenti tipici come il sorriso e la risata frequente.
6. **Sindrome di Prader-Willi**

- Ritardo nello sviluppo del linguaggio con difficoltà articolatorie e problemi di comprensione.
7. **Sindrome di Noonan**
    - Ritardi nello sviluppo del linguaggio espressivo e recettivo, spesso associati a difficoltà motorie orali.
8. **Sindrome di Turner**
    - Difficoltà nel linguaggio espressivo e nella pragmatica, con problemi nell'interazione sociale.
9. **Sindrome di Klinefelter**
    - Ritardi nello sviluppo del linguaggio e problemi di apprendimento, con difficoltà nella produzione e comprensione del linguaggio.
10. **Sindrome del Cri du Chat**
    - Grave ritardo nello sviluppo del linguaggio con abilità comunicative limitate.
11. **Sindrome di Cornelia de Lange**
    - Gravi ritardi nel linguaggio con difficoltà nella comprensione e nell'uso del linguaggio verbale.
12. **Sindrome di Smith-Magenis**
    - Ritardi nel linguaggio con problemi di articolazione e comprensione, spesso accompagnati da comportamenti autolesionistici.

CAUSE E FATTORI DI RISCHIO

Le sindromi genetiche sono causate da anomalie cromosomiche o mutazioni genetiche specifiche che influenzano il normale sviluppo del sistema nervoso e altre funzioni corporee. Queste anomalie possono essere ereditate dai genitori o verificarsi de novo (spontaneamente).

STRUMENTI DI VALUTAZIONE

La valutazione dei disturbi del linguaggio nei bambini con sindromi genetiche richiede un approccio multidisciplinare:

- **Osservazione clinica:** Valutazione delle abilità comunicative e linguistiche durante interazioni quotidiane e attività strutturate.
- **Valutazioni standardizzate:** Utilizzo di test specifici per misurare le abilità linguistiche e comunicative.
- **Interviste con genitori e caregiver:** Raccolta di informazioni dettagliate sulla storia medica e sullo sviluppo linguistico del bambino.

- **Valutazione delle abilità cognitive e motorie:** Esame delle abilità cognitive e motorie per identificare eventuali deficit che influenzano il linguaggio.

TECNICHE DI INTERVENTO

Gli interventi devono essere personalizzati in base alla specifica condizione genetica e alle esigenze individuali del bambino:

- **Terapia del linguaggio:** Esercizi specifici per migliorare la produzione, la comprensione e l'uso del linguaggio.
- **Comunicazione aumentativa e alternativa (CAA):** Utilizzo di strumenti di CAA per supportare la comunicazione nei bambini con gravi difficoltà linguistiche.
- **Interventi comportamentali:** Tecniche per migliorare le abilità comunicative e sociali.
- **Coinvolgimento della famiglia:** Educazione e supporto ai genitori su come stimolare e supportare lo sviluppo del linguaggio a casa.
- **Supporto educativo:** Collaborazione con insegnanti e scuole per creare un ambiente di apprendimento che supporti le esigenze linguistiche e comunicative del bambino.

CONCLUSIONE

I disturbi del linguaggio associati a condizioni genetiche rappresentano una sfida complessa e richiedono un approccio terapeutico personalizzato e multidisciplinare. La diagnosi precoce e l'intervento mirato sono cruciali per migliorare le abilità comunicative e la qualità della vita dei bambini con queste condizioni. Il ruolo del logopedista, insieme ad altri professionisti della salute e dell'educazione, è fondamentale per fornire un supporto completo e efficace a questi bambini e alle loro famiglie.

SEZIONE II: STRUMENTI DI VALUTAZIONE

OSSERVAZIONE CLINICA

INTRODUZIONE E DEFINIZIONE

L'osservazione clinica è una tecnica fondamentale nella valutazione dei disturbi del linguaggio e della comunicazione. Essa implica l'osservazione diretta e sistematica del comportamento del paziente in contesti naturali e strutturati, al fine di raccogliere dati qualitativi e quantitativi sulle abilità comunicative, linguistiche e sociali. Questa tecnica consente di identificare le difficoltà specifiche del paziente, i punti di forza e le aree che necessitano di intervento.

OBIETTIVI DELL'OSSERVAZIONE CLINICA

Gli obiettivi principali dell'osservazione clinica sono:

- **Valutare le abilità comunicative:** Analizzare come il paziente utilizza il linguaggio verbale e non verbale per comunicare.
- **Identificare i comportamenti linguistici:** Osservare la produzione dei suoni, l'articolazione, la fluenza, la prosodia e la pragmatica.
- **Valutare la comprensione del linguaggio:** Determinare la capacità del paziente di comprendere istruzioni, domande e discorsi complessi.
- **Osservare l'interazione sociale:** Analizzare come il paziente interagisce con gli altri, risponde alle comunicazioni e partecipa alle conversazioni.
- **Rilevare i comportamenti problematici:** Identificare comportamenti che potrebbero interferire con la comunicazione efficace, come evitamento, ansia, o comportamenti ripetitivi.

PROCEDURE DI OSSERVAZIONE CLINICA

L'osservazione clinica si svolge in diverse fasi e contesti, per garantire una valutazione completa e accurata:

1. **Osservazione in contesti naturali:**
    - **A casa:** Analisi del comportamento del paziente durante le interazioni quotidiane con la famiglia.

- **A scuola:** Osservazione del comportamento del paziente in classe, durante il gioco e le attività sociali con i compagni.
2. **Osservazione in contesti strutturati:**
    - **Sessioni cliniche:** Osservazione del comportamento del paziente durante le sessioni di valutazione formale e terapia.
    - **Attività strutturate:** Utilizzo di compiti specifici progettati per valutare particolari abilità linguistiche e comunicative.

STRUMENTI DI OSSERVAZIONE

Per sistematizzare l'osservazione e raccogliere dati accurati, possono essere utilizzati vari strumenti:

- **Check-list di osservazione:** Liste di controllo con comportamenti specifici da osservare e valutare.
- **Griglie di valutazione:** Tabelle per registrare la frequenza, la durata e il contesto dei comportamenti osservati.
- **Registrazioni video:** Videoregistrazioni delle sessioni di osservazione per analisi dettagliata e revisione successiva.
- **Note cliniche:** Appunti presi durante l'osservazione per documentare osservazioni significative e impressioni cliniche.

VANTAGGI DELL'OSSERVAZIONE CLINICA

L'osservazione clinica offre numerosi vantaggi nel processo di valutazione e intervento:

- **Contestualizzazione:** Permette di vedere come il paziente utilizza le sue abilità comunicative in contesti reali.
- **Personalizzazione dell'intervento:** Fornisce informazioni dettagliate che aiutano a sviluppare piani di intervento personalizzati.
- **Monitoraggio del progresso:** Consente di monitorare i cambiamenti nel comportamento del paziente nel tempo e valutare l'efficacia dell'intervento.

ESEMPIO DI CASO STUDIO

Profilo del Paziente: Alice, una bambina di 6 anni, è stata portata dai genitori per valutazione a causa di difficoltà nella comunicazione e nell'interazione sociale. I genitori hanno riferito che Alice parla molto poco a scuola e tende a isolarsi dai compagni.

Procedura di Osservazione:

- **A casa:** L'osservazione ha mostrato che Alice comunica efficacemente con i genitori utilizzando frasi complete e partecipando attivamente alle conversazioni.
- **A scuola:** L'osservazione in classe ha rivelato che Alice evita il contatto visivo con gli insegnanti e i compagni, risponde a monosillabi alle domande e non partecipa alle attività di gruppo.

Strumenti Utilizzati:

- **Check-list di osservazione:** Per registrare i comportamenti comunicativi e sociali di Alice a scuola.
- **Griglie di valutazione:** Per documentare la frequenza e il contesto dei comportamenti di evitamento.

Risultati: Le osservazioni hanno indicato una marcata differenza nel comportamento comunicativo di Alice tra casa e scuola, suggerendo un possibile disturbo d'ansia sociale. Questo ha portato alla raccomandazione di un intervento focalizzato sia sulla riduzione dell'ansia che sul miglioramento delle abilità sociali a scuola.

CONCLUSIONE

L'osservazione clinica è una tecnica essenziale per comprendere le abilità comunicative e linguistiche dei pazienti in contesti reali. Essa fornisce informazioni preziose per la diagnosi, la pianificazione dell'intervento e il monitoraggio del progresso. Integrando l'osservazione clinica con altri strumenti di valutazione, i logopedisti possono sviluppare piani di trattamento più efficaci e personalizzati, supportando meglio i bisogni individuali dei pazienti.

CELF (CLINICAL EVALUATION OF LANGUAGE FUNDAMENTALS)

Introduzione e Definizione

Il CELF (Clinical Evaluation of Language Fundamentals) è uno strumento di valutazione standardizzato ampiamente utilizzato per identificare, diagnosticare e valutare i disturbi del linguaggio e della comunicazione nei bambini e negli adolescenti. Il CELF è progettato per valutare le abilità linguistiche in modo completo, fornendo una panoramica dettagliata delle competenze linguistiche espressive e recettive. Esistono diverse versioni del CELF, adattate a varie fasce d'età, tra cui il CELF-Preschool per i bambini più piccoli e il CELF-5 per bambini e adolescenti.

Obiettivi del CELF

Gli obiettivi principali del CELF includono:

- **Identificare i disturbi del linguaggio:** Determinare la presenza di disturbi del linguaggio espressivo e/o recettivo.
- **Valutare le abilità linguistiche:** Misurare le competenze linguistiche in diverse aree, come la comprensione, l'espressione, la memoria di lavoro verbale e le abilità pragmatica.
- **Sviluppare piani di intervento:** Fornire dati per creare piani di trattamento personalizzati.
- **Monitorare il progresso:** Valutare i miglioramenti nel tempo e l'efficacia degli interventi.

Componenti del CELF

Il CELF comprende diverse subprove che valutano specifiche abilità linguistiche. Alcune delle principali subprove includono:

1. **Comprensione del linguaggio orale:**
   - **Comprensione del linguaggio recettivo:** Valutazione della capacità di comprendere parole, frasi e concetti.
   - **Comprensione dei paradossi verbali:** Capacità di capire battute, sarcasmo e linguaggio figurato.
2. **Produzione del linguaggio espressivo:**

- o **Raccontare storie:** Capacità di descrivere immagini e raccontare storie coerenti.
- o **Formulazione di frasi:** Capacità di costruire frasi grammaticalmente corrette.

3. **Memoria di lavoro verbale:**
   - o **Ripetizione di numeri in avanti e indietro:** Capacità di memorizzare e ripetere sequenze di numeri.
   - o **Ricostruzione di frasi:** Capacità di ascoltare e ripetere frasi complesse.
4. **Abilità pragmatiche:**
   - o **Uso del linguaggio sociale:** Valutazione della capacità di utilizzare il linguaggio in contesti sociali, come prendere turni e mantenere una conversazione.

PROCEDURE DI VALUTAZIONE

La somministrazione del CELF richiede una formazione specifica e deve essere eseguita da professionisti qualificati, come logopedisti o psicologi. La procedura di valutazione include:

1. **Preparazione:**
   - o Raccogliere informazioni preliminari sul paziente, inclusa la storia clinica e lo sviluppo linguistico.
   - o Preparare il materiale necessario per la somministrazione delle subprove.
2. **Somministrazione:**
   - o Seguire le istruzioni standardizzate per ogni subprova.
   - o Osservare e registrare le risposte del paziente in modo accurato.
3. **Scoring:**
   - o Calcolare i punteggi grezzi per ciascuna subprova.
   - o Convertire i punteggi grezzi in punteggi standardizzati utilizzando le tabelle di conversione del CELF.
4. **Interpretazione:**
   - o Analizzare i punteggi per identificare le aree di forza e debolezza.
   - o Utilizzare i risultati per diagnosticare eventuali disturbi del linguaggio e sviluppare un piano di intervento.

VANTAGGI DEL CELF

Il CELF offre numerosi vantaggi nella valutazione dei disturbi del linguaggio:

- **Comprehensive Assessment:** Fornisce una valutazione completa delle abilità linguistiche, coprendo una vasta gamma di competenze.
- **Standardizzazione:** Offre punteggi standardizzati che permettono il confronto con normali di riferimento.
- **Struttura Dettagliata:** Le subprove dettagliate consentono di identificare specifiche aree di difficoltà.
- **Utilizzo Versatile:** Adatto a diverse fasce d'età e a vari contesti clinici e educativi.

ESEMPIO DI CASO STUDIO

Profilo del Paziente: Giovanni, un bambino di 8 anni, è stato riferito per una valutazione del linguaggio a causa di difficoltà scolastiche e problemi di comunicazione con i compagni.

Procedura di Valutazione:

- **Preparazione:** Raccolta di informazioni preliminari dai genitori e dagli insegnanti di Giovanni.
- **Somministrazione:** Esecuzione delle subprove del CELF, inclusa la comprensione del linguaggio recettivo, la produzione del linguaggio espressivo e la memoria di lavoro verbale.
- **Scoring:** Calcolo dei punteggi grezzi e conversione in punteggi standardizzati.
- **Interpretazione:** Identificazione di un disturbo del linguaggio espressivo con difficoltà specifiche nella formulazione di frasi e nella memoria di lavoro verbale.

Risultati: I risultati del CELF hanno rivelato che Giovanni ha una significativa difficoltà nella produzione del linguaggio espressivo, con punteggi bassi nelle subprove di formulazione di frasi e raccontare storie. Questi dati hanno guidato la formulazione di un piano di intervento mirato per migliorare le sue abilità linguistiche espressive.

CONCLUSIONE

Il CELF (Clinical Evaluation of Language Fundamentals) è uno strumento essenziale per i logopedisti e altri professionisti che lavorano con bambini e adolescenti con disturbi del linguaggio. La sua capacità di fornire una valutazione completa e standardizzata delle abilità linguistiche lo rende uno strumento inestimabile per la diagnosi, l'intervento e il monitoraggio del progresso dei pazienti.

PLS (PRESCHOOL LANGUAGE SCALE)

Introduzione e Definizione

La PLS (Preschool Language Scale) è uno strumento di valutazione standardizzato utilizzato per identificare e diagnosticare i disturbi del linguaggio e della comunicazione nei bambini di età compresa tra 0 e 7 anni. La scala è progettata per valutare le abilità linguistiche espressive e ricettive, fornendo una panoramica completa dello sviluppo del linguaggio del bambino. La PLS è ampiamente utilizzata dai logopedisti, psicologi e altri professionisti che lavorano nell'ambito dello sviluppo infantile.

Obiettivi della PLS

Gli obiettivi principali della PLS includono:

- **Identificare i disturbi del linguaggio:** Determinare la presenza di ritardi o disturbi nello sviluppo linguistico.
- **Valutare le abilità linguistiche:** Misurare le competenze linguistiche espressive e ricettive in modo dettagliato.
- **Sviluppare piani di intervento:** Fornire dati per creare piani di trattamento personalizzati.
- **Monitorare il progresso:** Valutare i miglioramenti nel tempo e l'efficacia degli interventi.

Componenti della PLS

La PLS comprende due scale principali che valutano diverse aree delle abilità linguistiche del bambino:

1. **Scala del Linguaggio Ricettivo (Auditory Comprehension):**
   - **Comprensione delle parole e delle frasi:** Valuta la capacità del bambino di comprendere il linguaggio parlato.
   - **Comprensione dei concetti e delle istruzioni:** Misura la comprensione di concetti di base e istruzioni verbali.
2. **Scala del Linguaggio Espressivo (Expressive Communication):**
   - **Produzione di parole e frasi:** Valuta la capacità del bambino di produrre parole e frasi appropriate per la sua età.

o **Utilizzo del linguaggio per comunicare:** Misura l'uso del linguaggio per interagire con gli altri e esprimere bisogni e desideri.

PROCEDURE DI VALUTAZIONE

La somministrazione della PLS richiede una formazione specifica e deve essere eseguita da professionisti qualificati. La procedura di valutazione include:

1. **Preparazione:**
   o Raccogliere informazioni preliminari sul bambino, inclusa la storia clinica e lo sviluppo linguistico.
   o Preparare il materiale necessario per la somministrazione delle prove.
2. **Somministrazione:**
   o Seguire le istruzioni standardizzate per ciascuna prova.
   o Utilizzare materiale visivo e oggetti manipolabili per coinvolgere il bambino.
   o Osservare e registrare le risposte del bambino in modo accurato.
3. **Scoring:**
   o Calcolare i punteggi grezzi per ciascuna prova.
   o Convertire i punteggi grezzi in punteggi standardizzati utilizzando le tabelle di conversione della PLS.
4. **Interpretazione:**
   o Analizzare i punteggi per identificare le aree di forza e debolezza.
   o Utilizzare i risultati per diagnosticare eventuali disturbi del linguaggio e sviluppare un piano di intervento.

VANTAGGI DELLA PLS

La PLS offre numerosi vantaggi nella valutazione dei disturbi del linguaggio:

- **Appropriatezza per l'età:** Specificamente progettata per bambini di età compresa tra 0 e 7 anni, con prove adeguate allo sviluppo.
- **Valutazione completa:** Copre una vasta gamma di abilità linguistiche, fornendo una panoramica dettagliata dello sviluppo del linguaggio.
- **Standardizzazione:** Offre punteggi standardizzati che permettono il confronto con normali di riferimento.

- **Coinvolgimento del bambino:** Utilizza materiali visivi e oggetti manipolabili che rendono la valutazione coinvolgente per i bambini.

Esempio di Caso Studio

Profilo del Paziente: Anna, una bambina di 4 anni, è stata portata dai genitori per una valutazione del linguaggio a causa di preoccupazioni riguardanti il suo sviluppo linguistico.

Procedura di Valutazione:

- **Preparazione:** Raccolta di informazioni preliminari dai genitori di Anna riguardo alla sua storia clinica e allo sviluppo del linguaggio.
- **Somministrazione:** Esecuzione delle prove della PLS, inclusa la comprensione delle parole e delle frasi, la produzione di parole e frasi, e l'uso del linguaggio per comunicare.
- **Scoring:** Calcolo dei punteggi grezzi e conversione in punteggi standardizzati.
- **Interpretazione:** Identificazione di un ritardo nel linguaggio espressivo con difficoltà specifiche nella produzione di frasi.

Risultati: I risultati della PLS hanno rivelato che Anna ha una significativa difficoltà nella produzione del linguaggio espressivo, con punteggi bassi nelle prove di produzione di frasi e utilizzo del linguaggio per comunicare. Questi dati hanno guidato la formulazione di un piano di intervento mirato per migliorare le sue abilità linguistiche espressive.

Conclusione

La PLS (Preschool Language Scale) è uno strumento essenziale per i logopedisti e altri professionisti che lavorano con bambini in età prescolare con disturbi del linguaggio. La sua capacità di fornire una valutazione completa e standardizzata delle abilità linguistiche lo rende uno strumento inestimabile per la diagnosi, l'intervento e il monitoraggio del progresso dei pazienti.

PPVT (PEABODY PICTURE VOCABULARY TEST)

Introduzione e Definizione

Il Peabody Picture Vocabulary Test (PPVT) è uno strumento di valutazione standardizzato utilizzato per misurare la comprensione del vocabolario uditivo (ricettivo) in individui di tutte le età, dai bambini ai giovani adulti. Il PPVT è ampiamente utilizzato da logopedisti, psicologi, educatori e altri professionisti per valutare le abilità linguistiche ricettive, diagnosticare disturbi del linguaggio e sviluppare piani di intervento personalizzati.

Obiettivi del PPVT

Gli obiettivi principali del PPVT includono:

- **Valutare il vocabolario ricettivo:** Misurare la capacità dell'individuo di comprendere parole udite.
- **Identificare i ritardi linguistici:** Determinare la presenza di ritardi o difficoltà nella comprensione del vocabolario.
- **Sviluppare piani di intervento:** Fornire dati per creare piani di trattamento mirati.
- **Monitorare il progresso:** Valutare i miglioramenti nel tempo e l'efficacia degli interventi.

Componenti del PPVT

Il PPVT consiste in una serie di tavole, ognuna contenente quattro immagini. Il valutatore pronuncia una parola e chiede al paziente di indicare l'immagine che meglio rappresenta quella parola. Le parole aumentano progressivamente in complessità.

1. **Tavole di Immagini:**
    - Ogni tavola presenta quattro immagini.
    - Le parole corrispondenti a ciascuna immagine variano in difficoltà e complessità.
2. **Lista di Parole:**
    - Le parole sono organizzate in ordine di difficoltà crescente.
    - Include parole di uso comune e parole meno frequenti per valutare l'estensione del vocabolario del paziente.

PROCEDURE DI VALUTAZIONE

La somministrazione del PPVT richiede una formazione specifica e deve essere eseguita da professionisti qualificati. La procedura di valutazione include:

1. **Preparazione:**
   o Raccogliere informazioni preliminari sul paziente, inclusa la storia clinica e lo sviluppo linguistico.
   o Preparare il materiale necessario per la somministrazione delle tavole di immagini.
2. **Somministrazione:**
   o Seguire le istruzioni standardizzate per la somministrazione del test.
   o Pronunciare chiaramente ogni parola e chiedere al paziente di indicare l'immagine corrispondente.
   o Osservare e registrare le risposte del paziente in modo accurato.
3. **Scoring:**
   o Calcolare i punteggi grezzi basati sulle risposte corrette.
   o Convertire i punteggi grezzi in punteggi standardizzati utilizzando le tabelle di conversione del PPVT.
4. **Interpretazione:**
   o Analizzare i punteggi per identificare le aree di forza e debolezza nel vocabolario ricettivo del paziente.
   o Utilizzare i risultati per diagnosticare eventuali ritardi linguistici e sviluppare un piano di intervento.

VANTAGGI DEL PPVT

Il PPVT offre numerosi vantaggi nella valutazione del vocabolario ricettivo:

- **Semplicità e Rapidità:** Il test è relativamente breve e facile da somministrare, rendendolo adatto a diverse fasce d'età.
- **Valutazione Versatile:** Può essere utilizzato con individui di tutte le età, dai bambini piccoli agli adulti.
- **Standardizzazione:** Fornisce punteggi standardizzati che permettono il confronto con normali di riferimento.
- **Utilità Diagnostica:** È efficace nel rilevare ritardi linguistici e differenze individuali nel vocabolario ricettivo.

ESEMPIO DI CASO STUDIO

Profilo del Paziente: Marco, un bambino di 5 anni, è stato portato dai genitori per una valutazione del linguaggio a causa di preoccupazioni riguardanti il suo sviluppo linguistico.

Procedura di Valutazione:

- **Preparazione:** Raccolta di informazioni preliminari dai genitori di Marco riguardo alla sua storia clinica e allo sviluppo del linguaggio.
- **Somministrazione:** Esecuzione del PPVT, con Marco che deve indicare le immagini corrispondenti alle parole pronunciate dal valutatore.
- **Scoring:** Calcolo dei punteggi grezzi e conversione in punteggi standardizzati.
- **Interpretazione:** Identificazione di un ritardo nel vocabolario ricettivo con difficoltà specifiche nella comprensione di parole complesse.

Risultati: I risultati del PPVT hanno rivelato che Marco ha una significativa difficoltà nella comprensione del vocabolario ricettivo, con punteggi bassi nelle parole più complesse. Questi dati hanno guidato la formulazione di un piano di intervento mirato per migliorare le sue abilità linguistiche ricettive.

CONCLUSIONE

Il PPVT (Peabody Picture Vocabulary Test) è uno strumento essenziale per i logopedisti e altri professionisti che lavorano con individui di tutte le età con disturbi del linguaggio. La sua capacità di fornire una valutazione standardizzata e dettagliata del vocabolario ricettivo lo rende uno strumento inestimabile per la diagnosi, l'intervento e il monitoraggio del progresso dei pazienti.

STORIA CLINICA

INTRODUZIONE E DEFINIZIONE

La storia clinica è una componente fondamentale nella valutazione dei disturbi del linguaggio e della comunicazione. Essa consiste nella raccolta dettagliata di informazioni riguardanti il background medico, familiare, educativo e sociale del paziente. La storia clinica fornisce un contesto essenziale per comprendere le difficoltà linguistiche e comunicative del paziente, facilitando la diagnosi e la pianificazione dell'intervento.

OBIETTIVI DELLA STORIA CLINICA

Gli obiettivi principali della raccolta della storia clinica includono:

- **Identificare le cause sottostanti:** Riconoscere fattori medici, genetici, ambientali e psicologici che possono influenzare lo sviluppo del linguaggio.
- **Valutare il percorso di sviluppo:** Analizzare le tappe dello sviluppo del linguaggio e confrontarle con le normali fasi di crescita.
- **Comprendere l'ambiente del paziente:** Valutare il contesto familiare, educativo e sociale in cui il paziente vive e comunica.
- **Guidare la diagnosi e l'intervento:** Utilizzare le informazioni raccolte per formulare una diagnosi accurata e sviluppare un piano di trattamento personalizzato.

COMPONENTI DELLA STORIA CLINICA

La storia clinica è composta da diverse sezioni che coprono vari aspetti della vita del paziente:

1. **Informazioni Generali:**
   - **Dati anagrafici:** Nome, età, sesso, indirizzo, contatto dei genitori o caregiver.
   - **Motivo della valutazione:** Descrizione delle preoccupazioni linguistiche e comunicative riportate dai genitori, insegnanti o altri professionisti.
2. **Storia Medica:**

- **Prenatale e perinatale:** Informazioni sulla gravidanza, complicazioni durante il parto, stato di salute alla nascita.
- **Sviluppo motorio:** Tappe dello sviluppo motorio, eventuali ritardi o anomalie.
- **Malattie e ospedalizzazioni:** Malattie significative, interventi chirurgici, ospedalizzazioni e trattamenti medici ricevuti.

3. **Storia Familiare:**
   - **Condizioni genetiche e ereditarie:** Presenza di disturbi del linguaggio, dell'apprendimento o altre condizioni mediche nella famiglia.
   - **Ambiente familiare:** Struttura familiare, dinamiche familiari, livello di istruzione dei genitori, lingua parlata a casa.
4. **Storia dello Sviluppo del Linguaggio:**
   - **Prime parole e frasi:** Età di acquisizione delle prime parole e delle prime frasi.
   - **Progresso del linguaggio:** Tappe significative nello sviluppo del linguaggio, periodi di regressione o stagnazione.
   - **Osservazioni dei genitori e insegnanti:** Commenti su come il bambino utilizza il linguaggio in vari contesti.
5. **Storia Educativa:**
   - **Esperienze scolastiche:** Informazioni sul percorso scolastico, interazioni con insegnanti e compagni, difficoltà riscontrate.
   - **Servizi di supporto:** Interventi educativi ricevuti, supporto logopedico, psicologico o educativo.
6. **Storia Sociale:**
   - **Interazioni sociali:** Modalità di interazione con coetanei e adulti, partecipazione a giochi e attività di gruppo.
   - **Comportamento:** Comportamenti osservati, problemi di comportamento, abilità di adattamento sociale.

PROCEDURE DI RACCOLTA DELLA STORIA CLINICA

La raccolta della storia clinica avviene attraverso interviste dettagliate con i genitori, i caregiver e, quando possibile, con il paziente stesso. Le procedure includono:

1. **Preparazione:**
   - Preparare un elenco di domande e argomenti da trattare durante l'intervista.
   - Creare un ambiente confortevole e privato per l'intervista.
2. **Intervista:**
   - Condurre l'intervista in modo strutturato, seguendo un ordine logico delle domande.

- Ascoltare attivamente, prendere appunti dettagliati e chiarire eventuali dubbi o ambiguità.
- Utilizzare tecniche di intervista aperta per raccogliere informazioni complete e accurate.

3. **Documentazione:**
   - Registrare tutte le informazioni raccolte in un formato sistematico.
   - Riassumere i punti chiave e identificare le aree di maggiore rilevanza per la valutazione e l'intervento.

VANTAGGI DELLA STORIA CLINICA

La raccolta della storia clinica offre numerosi vantaggi nella valutazione dei disturbi del linguaggio:

- **Contesto Completo:** Fornisce una visione globale delle esperienze di vita del paziente, aiutando a comprendere meglio le sue difficoltà linguistiche.
- **Personalizzazione dell'Intervento:** Le informazioni raccolte consentono di sviluppare piani di trattamento su misura, basati sulle esigenze specifiche del paziente.
- **Identificazione delle Cause:** Aiuta a identificare fattori causali che possono influenzare lo sviluppo del linguaggio, facilitando una diagnosi più accurata.
- **Monitoraggio del Progresso:** Le informazioni storiche possono essere utilizzate come base di riferimento per monitorare i progressi del paziente nel tempo.

ESEMPIO DI CASO STUDIO

Profilo del Paziente: Luca, un bambino di 4 anni, è stato portato dai genitori per una valutazione del linguaggio a causa di ritardi nello sviluppo delle abilità linguistiche.

Procedura di Raccolta:

- **Informazioni Generali:** Nome, età, motivo della valutazione.
- **Storia Medica:** Complicazioni durante il parto, ospedalizzazioni per infezioni frequenti.
- **Storia Familiare:** Presenza di disturbi del linguaggio nel padre e nel nonno materno.

- **Storia dello Sviluppo del Linguaggio:** Prime parole a 18 mesi, frasi semplici a 3 anni, difficoltà nella formulazione di frasi complesse.
- **Storia Educativa:** Frequenta l'asilo, difficoltà a interagire con i coetanei.
- **Storia Sociale:** Gioca prevalentemente da solo, difficoltà a partecipare a giochi di gruppo.

Risultati: La storia clinica ha rivelato un quadro complesso di ritardi nello sviluppo del linguaggio, influenzato da fattori genetici e ambientali. Queste informazioni hanno guidato la formulazione di un piano di intervento mirato per migliorare le abilità linguistiche e sociali di Luca.

Conclusione

La storia clinica è uno strumento essenziale per comprendere il contesto in cui si sviluppano i disturbi del linguaggio e della comunicazione. Fornisce una base solida per la diagnosi accurata e la pianificazione di interventi efficaci, aiutando i logopedisti a sviluppare piani di trattamento personalizzati che rispondano alle esigenze specifiche di ogni paziente.

INTERVISTE CON GENITORI E INSEGNANTI

Introduzione e Definizione

Le interviste con genitori e insegnanti rappresentano un componente cruciale nella valutazione dei disturbi del linguaggio e della comunicazione. Queste interviste forniscono informazioni dettagliate e contestuali sul comportamento comunicativo del bambino in ambienti diversi, come casa e scuola. Esse permettono di comprendere meglio le difficoltà e le abilità del bambino, fornendo una prospettiva completa e multidimensionale necessaria per una diagnosi accurata e per lo sviluppo di un piano di intervento efficace.

Obiettivi delle Interviste con Genitori e Insegnanti

Gli obiettivi principali delle interviste con genitori e insegnanti includono:

- **Raccogliere informazioni dettagliate:** Ottenere una comprensione completa del comportamento comunicativo del bambino.
- **Identificare le difficoltà specifiche:** Rilevare aree di forza e debolezza nelle abilità linguistiche e comunicative del bambino.
- **Valutare l'impatto ambientale:** Comprendere come diversi ambienti influenzano il comportamento del bambino.
- **Sviluppare piani di intervento:** Utilizzare le informazioni raccolte per creare piani di trattamento personalizzati.
- **Monitorare il progresso:** Valutare i miglioramenti nel tempo e l'efficacia degli interventi.

Componenti delle Interviste

Le interviste con genitori e insegnanti coprono vari aspetti della vita del bambino, ciascuno dei quali offre informazioni preziose:

1. **Informazioni Generali:**
   - **Dati demografici:** Nome, età, classe frequentata, nome dell'insegnante.
   - **Motivo della valutazione:** Preoccupazioni principali riguardanti lo sviluppo linguistico e comunicativo del bambino.
2. **Sviluppo Linguistico e Comunicativo:**

- **Prime parole e frasi:** Età di acquisizione delle prime parole e frasi.
- **Progressi e regressi:** Tappe significative nello sviluppo del linguaggio, periodi di stagnazione o regressione.
- **Modalità di comunicazione:** Utilizzo del linguaggio verbale e non verbale, gesti, espressioni facciali.

3. **Comportamento Sociale e Interazione:**
   - **Interazione con i pari:** Modalità di interazione con coetanei e adulti, partecipazione a giochi e attività di gruppo.
   - **Comportamenti osservati:** Comportamenti come evitamento, ansia, aggressività o isolamento.

4. **Rendimento Scolastico e Apprendimento:**
   - **Prestazioni scolastiche:** Difficoltà accademiche, attenzione in classe, partecipazione alle attività scolastiche.
   - **Interventi ricevuti:** Eventuali supporti educativi o interventi precedenti.

5. **Salute e Storia Medica:**
   - **Condizioni mediche:** Malattie significative, interventi chirurgici, ospedalizzazioni.
   - **Sviluppo motorio:** Tappe dello sviluppo motorio e eventuali ritardi.

6. **Ambiente Familiare e Supporto:**
   - **Struttura familiare:** Composizione della famiglia, dinamiche familiari.
   - **Supporto a casa:** Strategie utilizzate dai genitori per supportare il bambino, routine quotidiane.

PROCEDURE DI INTERVISTA

La conduzione delle interviste richiede competenze specifiche e deve essere eseguita in modo strutturato per garantire la raccolta di informazioni accurate e complete. Le procedure includono:

1. **Preparazione:**
   - Preparare un elenco di domande e argomenti da trattare durante l'intervista.
   - Informare i genitori e gli insegnanti sull'obiettivo dell'intervista e il suo ruolo nella valutazione complessiva.

2. **Intervista:**
   - Condurre l'intervista in modo strutturato, seguendo un ordine logico delle domande.
   - Utilizzare tecniche di ascolto attivo, prendere appunti dettagliati e chiarire eventuali dubbi o ambiguità.

- Creare un ambiente confortevole e privato per l'intervista, assicurando che i partecipanti si sentano a loro agio.

3. **Documentazione:**
   - Registrare tutte le informazioni raccolte in un formato sistematico.
   - Riassumere i punti chiave e identificare le aree di maggiore rilevanza per la valutazione e l'intervento.

VANTAGGI DELLE INTERVISTE CON GENITORI E INSEGNANTI

Le interviste con genitori e insegnanti offrono numerosi vantaggi nella valutazione dei disturbi del linguaggio:

- **Prospettiva Multipla:** Forniscono una visione completa del comportamento del bambino in diversi contesti.
- **Personalizzazione dell'Intervento:** Le informazioni raccolte consentono di sviluppare piani di trattamento su misura, basati sulle esigenze specifiche del bambino.
- **Identificazione delle Cause Ambientali:** Aiutano a identificare fattori ambientali che possono influenzare lo sviluppo del linguaggio.
- **Monitoraggio del Progresso:** Forniscono un riferimento per valutare i progressi del bambino nel tempo.

ESEMPIO DI CASO STUDIO

Profilo del Paziente: Marta, una bambina di 5 anni, è stata portata dai genitori per una valutazione del linguaggio a causa di difficoltà di comunicazione e interazione sociale.

Procedura di Intervista:

- **Genitori:** Intervista con i genitori di Marta per raccogliere informazioni sulla sua storia clinica, lo sviluppo linguistico, il comportamento a casa e le dinamiche familiari.
- **Insegnanti:** Intervista con l'insegnante di Marta per valutare le sue prestazioni scolastiche, il comportamento in classe e le interazioni con i compagni.

Risultati: Le interviste hanno rivelato che Marta ha difficoltà significative nella produzione del linguaggio e nell'interazione con i coetanei. I genitori hanno riferito che Marta è molto timida e parla poco a casa, mentre l'insegnante ha notato che Marta evita le attività di gruppo e ha difficoltà a seguire le istruzioni verbali.

Intervento: Le informazioni raccolte hanno guidato la formulazione di un piano di intervento mirato per migliorare le abilità linguistiche e sociali di Marta, coinvolgendo sia i genitori che gli insegnanti nel processo terapeutico.

Conclusione

Le interviste con genitori e insegnanti sono uno strumento essenziale per comprendere il contesto in cui si sviluppano i disturbi del linguaggio e della comunicazione. Forniscono una base solida per la diagnosi accurata e la pianificazione di interventi efficaci, aiutando i logopedisti a sviluppare piani di trattamento personalizzati che rispondano alle esigenze specifiche di ogni bambino.

COLLABORAZIONE MULTIDISCIPLINARE

Introduzione e Definizione

La collaborazione multidisciplinare si riferisce all'approccio integrato che coinvolge diversi professionisti della salute e dell'educazione nel trattamento dei disturbi del linguaggio e della comunicazione. Questo approccio è essenziale per garantire una valutazione completa e un intervento efficace, poiché i disturbi del linguaggio possono essere complessi e influenzati da molteplici fattori, tra cui quelli medici, psicologici, sociali ed educativi.

Obiettivi della Collaborazione Multidisciplinare

Gli obiettivi principali della collaborazione multidisciplinare includono:

- **Valutazione Completa:** Raccogliere informazioni dettagliate da diverse prospettive per comprendere meglio le difficoltà del paziente.
- **Intervento Coordinato:** Sviluppare e implementare piani di trattamento integrati che coinvolgano diversi professionisti.
- **Supporto Continuo:** Fornire un sostegno continuo e coordinato per il paziente e la sua famiglia.
- **Monitoraggio del Progresso:** Valutare e adattare costantemente il piano di intervento in base ai progressi e ai cambiamenti nelle esigenze del paziente.

Componenti della Collaborazione Multidisciplinare

La collaborazione multidisciplinare coinvolge vari professionisti, ognuno dei quali contribuisce con la propria competenza specifica:

1. **Logopedista:**
    - Valutazione delle abilità linguistiche e comunicative.
    - Sviluppo e implementazione di piani di intervento per migliorare le abilità linguistiche.
    - Educazione e supporto alla famiglia.
2. **Psicologo:**
    - Valutazione delle abilità cognitive e del funzionamento emotivo e comportamentale.

- Interventi per affrontare problemi emotivi e comportamentali che influenzano la comunicazione.
- Supporto psicologico per il paziente e la famiglia.

3. **Pediatra/Neurologo:**
   - Valutazione e gestione delle condizioni mediche che possono influenzare lo sviluppo del linguaggio.
   - Prescrizione di trattamenti medici e monitoraggio della salute generale del paziente.

4. **Educatore/Insegnante:**
   - Osservazione del comportamento del bambino in contesti educativi.
   - Implementazione di strategie educative e interventi in classe per supportare lo sviluppo del linguaggio.
   - Collaborazione con i genitori e altri professionisti per monitorare i progressi accademici.

5. **Assistente Sociale:**
   - Valutazione delle condizioni sociali e familiari che possono influenzare lo sviluppo del bambino.
   - Fornitura di risorse e supporto per la famiglia.
   - Coordinazione dei servizi tra le diverse agenzie e professionisti coinvolti.

6. **Fisioterapista/Terapista Occupazionale:**
   - Valutazione delle abilità motorie e della coordinazione.
   - Interventi per migliorare le abilità motorie che influenzano la produzione del linguaggio.

Procedure di Collaborazione

La collaborazione multidisciplinare richiede una comunicazione efficace e una pianificazione coordinata. Le procedure includono:

1. **Riunioni di Team:**
   - Riunioni regolari tra i vari professionisti coinvolti per discutere i casi dei pazienti, condividere osservazioni e pianificare interventi integrati.
   - Documentazione delle discussioni e delle decisioni prese durante le riunioni.

2. **Piani di Intervento Individualizzati (IEP):**
   - Sviluppo di piani di intervento individualizzati che riflettono le esigenze specifiche del paziente.
   - Assegnazione di responsabilità specifiche a ciascun professionista coinvolto.

3. **Comunicazione Continua:**

- o Utilizzo di sistemi di comunicazione (e-mail, piattaforme online, ecc.) per condividere aggiornamenti e informazioni sul progresso del paziente.
- o Mantenere aperti i canali di comunicazione tra i professionisti e la famiglia del paziente.

4. **Valutazioni Periodiche:**
   - o Valutazioni regolari per monitorare i progressi del paziente e adattare il piano di intervento in base ai risultati.
   - o Coinvolgimento continuo della famiglia nel processo di valutazione e intervento.

VANTAGGI DELLA COLLABORAZIONE MULTIDISCIPLINARE

La collaborazione multidisciplinare offre numerosi vantaggi nel trattamento dei disturbi del linguaggio:

- **Approccio Olistico:** Fornisce una valutazione e un intervento completi che considerano tutti gli aspetti della vita del paziente.
- **Efficienza:** Riduce la duplicazione degli sforzi e migliora la coordinazione delle cure.
- **Supporto Completo:** Assicura che il paziente riceva un sostegno continuo e integrato da parte di tutti i professionisti coinvolti.
- **Personalizzazione dell'Intervento:** Consente di sviluppare piani di trattamento su misura, basati sulle esigenze specifiche del paziente.

ESEMPIO DI CASO STUDIO

Profilo del Paziente: Luca, un bambino di 6 anni con ritardi nello sviluppo del linguaggio, difficoltà motorie e comportamenti ansiosi.

Procedura di Collaborazione:

- **Riunioni di Team:** Il logopedista, il pediatra, lo psicologo, l'educatore e il fisioterapista si incontrano regolarmente per discutere il caso di Luca.
- **Piano di Intervento Individualizzato:** Viene sviluppato un piano che include terapia del linguaggio, interventi comportamentali, supporto educativo in classe e terapia fisica.
- **Comunicazione Continua:** I professionisti utilizzano una piattaforma online per aggiornarsi reciprocamente sui progressi di Luca e adattare gli interventi secondo necessità.
- **Valutazioni Periodiche:** Ogni tre mesi, il team valuta i progressi di Luca e apporta modifiche al piano di intervento.

Risultati: La collaborazione multidisciplinare ha permesso a Luca di fare progressi significativi nelle sue abilità linguistiche e motorie, migliorando al contempo il suo comportamento ansioso. La famiglia di Luca ha ricevuto supporto continuo e risorse per aiutare il bambino a casa.

Conclusione

La collaborazione multidisciplinare è essenziale per il trattamento efficace dei disturbi del linguaggio e della comunicazione. Coinvolgendo diversi professionisti della salute e dell'educazione, questo approccio garantisce una valutazione completa, un intervento coordinato e un supporto continuo per il paziente e la sua famiglia. Il risultato è un piano di trattamento personalizzato che risponde in modo olistico alle esigenze specifiche di ogni individuo.

STUTTERING SEVERITY INSTRUMENT (SSI)

Introduzione e Definizione

Il Stuttering Severity Instrument (SSI) è uno strumento standardizzato utilizzato per valutare la gravità della balbuzie nei bambini e negli adulti. Questo test è progettato per misurare vari aspetti della balbuzie, inclusa la frequenza, la durata e le caratteristiche fisiche associate ai momenti di disfluenza. Il SSI è ampiamente utilizzato dai logopedisti per diagnosticare la balbuzie, pianificare interventi terapeutici e monitorare i progressi nel tempo.

Obiettivi del SSI

Gli obiettivi principali del SSI includono:

- **Valutare la gravità della balbuzie:** Misurare la frequenza, la durata e le caratteristiche fisiche dei momenti di disfluenza.
- **Diagnosticare la balbuzie:** Fornire dati oggettivi per supportare la diagnosi di balbuzie.
- **Sviluppare piani di intervento:** Utilizzare i risultati per creare piani di trattamento personalizzati.
- **Monitorare il progresso:** Valutare i cambiamenti nella gravità della balbuzie nel tempo e l'efficacia degli interventi terapeutici.

Componenti del SSI

Il SSI valuta tre aspetti principali della balbuzie:

1. **Frequenza delle Disfluenze:**
   - Misura la percentuale di sillabe balbettate durante il campionamento del linguaggio spontaneo e della lettura.
2. **Durata delle Disfluenze:**
   - Misura la durata media dei tre episodi di balbuzie più lunghi durante il campionamento.
3. **Caratteristiche Fisiche Concomitanti:**
   - Valuta le caratteristiche fisiche associate alla balbuzie, come tensioni facciali, movimenti corporei, eccessiva tensione vocale.

Procedure di Valutazione

La somministrazione del SSI richiede una formazione specifica e deve essere eseguita da professionisti qualificati. La procedura di valutazione include:

1. **Preparazione:**
   - Raccogliere informazioni preliminari sul paziente, inclusa la storia clinica e la descrizione dei momenti di balbuzie.
   - Preparare il materiale necessario per la registrazione del campionamento del linguaggio.
2. **Campionamento del Linguaggio:**
   - Registrare un campione di linguaggio spontaneo del paziente in un contesto naturale.
   - Registrare un campione di lettura ad alta voce se il paziente è in grado di leggere.
3. **Analisi delle Disfluenze:**
   - Calcolare la frequenza delle disfluenze misurando la percentuale di sillabe balbettate.
   - Misurare la durata media dei tre episodi di balbuzie più lunghi.
   - Valutare le caratteristiche fisiche concomitanti durante i momenti di balbuzie.
4. **Scoring:**
   - Assegnare punteggi per ciascuna delle tre componenti (frequenza, durata, caratteristiche fisiche).
   - Calcolare il punteggio totale del SSI per determinare la gravità complessiva della balbuzie.
5. **Interpretazione:**
   - Analizzare i punteggi per identificare la gravità della balbuzie e sviluppare un piano di intervento mirato.
   - Utilizzare i risultati per monitorare i progressi nel tempo e adattare il trattamento secondo necessità.

VANTAGGI DEL SSI

Il SSI offre numerosi vantaggi nella valutazione della balbuzie:

- **Valutazione Completa:** Misura diversi aspetti della balbuzie, fornendo una valutazione dettagliata della gravità.
- **Standardizzazione:** Fornisce punteggi standardizzati che permettono il confronto con normali di riferimento.
- **Monitoraggio del Progresso:** Consente di valutare i cambiamenti nella gravità della balbuzie nel tempo.

- **Utilità Diagnostica:** Supporta la diagnosi accurata della balbuzie e la pianificazione di interventi terapeutici mirati.

Esempio di Caso Studio

Profilo del Paziente: Marco, un ragazzo di 10 anni, è stato portato dai genitori per una valutazione della balbuzie a causa di difficoltà nella fluidità del linguaggio.

Procedura di Valutazione:

- **Preparazione:** Raccolta di informazioni preliminari dai genitori di Marco riguardo alla sua storia clinica e alla descrizione dei momenti di balbuzie.
- **Campionamento del Linguaggio:** Registrazione di un campione di linguaggio spontaneo e di un campione di lettura ad alta voce.
- **Analisi delle Disfluenze:** Calcolo della frequenza delle disfluenze, misurazione della durata degli episodi di balbuzie e valutazione delle caratteristiche fisiche concomitanti.
- **Scoring:** Assegnazione dei punteggi per ciascuna delle componenti e calcolo del punteggio totale del SSI.
- **Interpretazione:** Identificazione di una balbuzie di gravità moderata e sviluppo di un piano di intervento mirato.

Risultati: Il SSI ha rivelato che Marco ha una balbuzie di gravità moderata, con una frequenza significativa di disfluenze e caratteristiche fisiche concomitanti. Questi dati hanno guidato la formulazione di un piano di intervento mirato per migliorare la fluidità del linguaggio di Marco.

Conclusione

Il Stuttering Severity Instrument (SSI) è uno strumento essenziale per i logopedisti e altri professionisti che lavorano con individui affetti da balbuzie. La sua capacità di fornire una valutazione dettagliata e standardizzata della gravità della balbuzie lo rende uno strumento inestimabile per la diagnosi, l'intervento e il monitoraggio del progresso dei pazienti.

GFTA (GOLDMAN-FRISTOE TEST OF ARTICULATION)

Introduzione e Definizione

Il Goldman-Fristoe Test of Articulation (GFTA) è uno strumento di valutazione standardizzato utilizzato per identificare e diagnosticare i disturbi dell'articolazione nei bambini e negli adulti. Il GFTA è progettato per valutare la capacità del paziente di produrre correttamente i suoni del linguaggio (fonemi) in diversi contesti. Questo test è ampiamente utilizzato dai logopedisti per sviluppare piani di intervento personalizzati e monitorare i progressi nel tempo.

Obiettivi del GFTA

Gli obiettivi principali del GFTA includono:

- **Identificare errori di articolazione:** Determinare la presenza di errori di produzione dei fonemi.
- **Valutare l'articolazione in vari contesti:** Misurare la produzione dei suoni del linguaggio in parole isolate, frasi e durante la conversazione spontanea.
- **Sviluppare piani di intervento:** Utilizzare i risultati per creare piani di trattamento mirati.
- **Monitorare il progresso:** Valutare i miglioramenti nel tempo e l'efficacia degli interventi terapeutici.

Componenti del GFTA

Il GFTA include diverse prove che valutano la produzione dei fonemi in vari contesti:

1. **Prova di Produzione dei Fonemi in Parole:**
   - Il paziente viene mostrato una serie di immagini e deve nominare ogni immagine.
   - Ogni parola target contiene fonemi specifici che vengono valutati per la corretta produzione.
2. **Prova di Produzione dei Fonemi in Frasi:**
   - Il paziente deve produrre frasi che contengono i fonemi target.
   - Questa prova valuta la produzione dei suoni in contesti frasali.
3. **Prova di Conversazione:**

- Viene registrata una conversazione spontanea tra il paziente e l'esaminatore.
- La produzione dei fonemi durante la conversazione viene analizzata per identificare errori di articolazione.

Procedure di Valutazione

La somministrazione del GFTA richiede una formazione specifica e deve essere eseguita da professionisti qualificati. La procedura di valutazione include:

1. **Preparazione:**
   - Raccogliere informazioni preliminari sul paziente, inclusa la storia clinica e le preoccupazioni specifiche riguardanti l'articolazione.
   - Preparare il materiale necessario per la somministrazione delle prove, inclusi i manuali e le immagini.
2. **Somministrazione delle Prove:**
   - Seguire le istruzioni standardizzate per ciascuna prova.
   - Mostrare le immagini al paziente e registrare le sue risposte.
   - Condurre la prova di conversazione in un ambiente naturale e rilassato.
3. **Scoring:**
   - Analizzare le risposte del paziente e registrare gli errori di articolazione.
   - Calcolare i punteggi grezzi per ciascuna prova.
   - Convertire i punteggi grezzi in punteggi standardizzati utilizzando le tabelle di conversione del GFTA.
4. **Interpretazione:**
   - Analizzare i punteggi per identificare i fonemi problematici e i modelli di errore.
   - Utilizzare i risultati per sviluppare un piano di intervento mirato.

Vantaggi del GFTA

Il GFTA offre numerosi vantaggi nella valutazione dei disturbi dell'articolazione:

- **Valutazione Completa:** Fornisce una valutazione dettagliata della produzione dei fonemi in vari contesti.

- **Standardizzazione:** Offre punteggi standardizzati che permettono il confronto con normali di riferimento.
- **Facilità di Utilizzo:** È semplice da somministrare e richiede un tempo relativamente breve per la valutazione.
- **Utilità Diagnostica:** Supporta la diagnosi accurata dei disturbi dell'articolazione e la pianificazione di interventi terapeutici mirati.

Esempio di Caso Studio

Profilo del Paziente: Sofia, una bambina di 6 anni, è stata portata dai genitori per una valutazione dell'articolazione a causa di difficoltà nella produzione dei suoni del linguaggio.

Procedura di Valutazione:

- **Preparazione:** Raccolta di informazioni preliminari dai genitori di Sofia riguardo alla sua storia clinica e alle preoccupazioni specifiche sull'articolazione.
- **Somministrazione delle Prove:** Esecuzione delle prove del GFTA, inclusa la produzione dei fonemi in parole, frasi e durante la conversazione.
- **Scoring:** Analisi delle risposte di Sofia e registrazione degli errori di articolazione. Calcolo dei punteggi grezzi e conversione in punteggi standardizzati.
- **Interpretazione:** Identificazione dei fonemi problematici e dei modelli di errore. Sviluppo di un piano di intervento mirato.

Risultati: Il GFTA ha rivelato che Sofia ha difficoltà significative nella produzione dei suoni /r/ e /s/ in vari contesti. Questi dati hanno guidato la formulazione di un piano di intervento per migliorare le sue abilità articolatorie.

Conclusione

Il Goldman-Fristoe Test of Articulation (GFTA) è uno strumento essenziale per i logopedisti e altri professionisti che lavorano con individui affetti da disturbi dell'articolazione. La sua capacità di fornire una valutazione dettagliata e standardizzata della produzione dei fonemi lo rende uno strumento inestimabile per la diagnosi, l'intervento e il monitoraggio del progresso dei pazienti.

PAT (PHONOLOGICAL AWARENESS TEST)

Introduzione e Definizione

Il Phonological Awareness Test (PAT) è uno strumento di valutazione standardizzato progettato per misurare le abilità di consapevolezza fonologica nei bambini. La consapevolezza fonologica è la capacità di riconoscere e manipolare i suoni del linguaggio parlato, una competenza fondamentale per lo sviluppo delle abilità di lettura e scrittura. Il PAT è utilizzato dai logopedisti, insegnanti e altri professionisti per identificare difficoltà fonologiche e sviluppare piani di intervento mirati.

Obiettivi del PAT

Gli obiettivi principali del PAT includono:

- **Valutare le abilità di consapevolezza fonologica:** Misurare la capacità del bambino di riconoscere, segmentare e manipolare i suoni del linguaggio parlato.
- **Identificare difficoltà fonologiche:** Rilevare aree di debolezza che possono influenzare l'apprendimento della lettura e della scrittura.
- **Sviluppare piani di intervento:** Utilizzare i risultati per creare programmi di trattamento personalizzati.
- **Monitorare il progresso:** Valutare i miglioramenti nel tempo e l'efficacia degli interventi terapeutici.

Componenti del PAT

Il PAT valuta diverse abilità fonologiche attraverso una serie di prove:

1. **Riconoscimento dei Suoni:**
   - Identificazione di suoni iniziali, medi e finali nelle parole.
2. **Segmentazione dei Suoni:**
   - Suddivisione delle parole nei singoli suoni (fonemi).
3. **Fusione dei Suoni:**
   - Combinazione di singoli suoni per formare parole.
4. **Manipolazione dei Suoni:**
   - Capacità di aggiungere, eliminare o sostituire suoni nelle parole.
5. **Rime e Allitterazioni:**

o Identificazione di parole che rimano e che iniziano con lo stesso suono.

PROCEDURE DI VALUTAZIONE

La somministrazione del PAT richiede una formazione specifica e deve essere eseguita da professionisti qualificati. La procedura di valutazione include:

1. **Preparazione:**
   o Raccogliere informazioni preliminari sul bambino, inclusa la storia clinica e le preoccupazioni specifiche riguardanti le abilità fonologiche.
   o Preparare il materiale necessario per la somministrazione delle prove, come immagini e schede.
2. **Somministrazione delle Prove:**
   o Seguire le istruzioni standardizzate per ciascuna prova.
   o Presentare le attività fonologiche al bambino e registrare le sue risposte.
   o Assicurarsi che il bambino comprenda le istruzioni e sia a suo agio durante la valutazione.
3. **Scoring:**
   o Analizzare le risposte del bambino e registrare i punteggi per ciascuna prova.
   o Calcolare i punteggi grezzi e convertirli in punteggi standardizzati utilizzando le tabelle di conversione del PAT.
4. **Interpretazione:**
   o Analizzare i punteggi per identificare le aree di forza e debolezza nelle abilità fonologiche.
   o Utilizzare i risultati per sviluppare un piano di intervento mirato.

VANTAGGI DEL PAT

Il PAT offre numerosi vantaggi nella valutazione delle abilità di consapevolezza fonologica:

- **Valutazione Completa:** Fornisce una valutazione dettagliata delle diverse componenti della consapevolezza fonologica.
- **Standardizzazione:** Offre punteggi standardizzati che permettono il confronto con normali di riferimento.

- **Utilità Diagnostica:** Supporta la diagnosi accurata delle difficoltà fonologiche e la pianificazione di interventi terapeutici mirati.
- **Facilità di Utilizzo:** È semplice da somministrare e richiede un tempo relativamente breve per la valutazione.

Esempio di Caso Studio

Profilo del Paziente: Luca, un bambino di 6 anni, è stato portato dai genitori per una valutazione delle abilità fonologiche a causa di difficoltà nella lettura e nella scrittura.

Procedura di Valutazione:

- **Preparazione:** Raccolta di informazioni preliminari dai genitori di Luca riguardo alla sua storia clinica e alle preoccupazioni specifiche sulle abilità fonologiche.
- **Somministrazione delle Prove:** Esecuzione delle prove del PAT, inclusa la segmentazione dei suoni, la fusione dei suoni e l'identificazione di rime.
- **Scoring:** Analisi delle risposte di Luca e registrazione dei punteggi per ciascuna prova. Calcolo dei punteggi grezzi e conversione in punteggi standardizzati.
- **Interpretazione:** Identificazione delle difficoltà di Luca nella segmentazione e fusione dei suoni. Sviluppo di un piano di intervento mirato per migliorare le sue abilità fonologiche.

Risultati: Il PAT ha rivelato che Luca ha difficoltà significative nella segmentazione e fusione dei suoni, che influenzano la sua capacità di leggere e scrivere. Questi dati hanno guidato la formulazione di un piano di intervento per migliorare le sue abilità fonologiche e supportare il suo apprendimento scolastico.

Conclusione

Il Phonological Awareness Test (PAT) è uno strumento essenziale per i logopedisti e altri professionisti che lavorano con bambini che presentano difficoltà nelle abilità fonologiche. La sua capacità di fornire una valutazione dettagliata e standardizzata delle abilità di consapevolezza fonologica lo rende uno strumento inestimabile per la diagnosi, l'intervento e il monitoraggio del progresso dei pazienti.

CCC-2 (CHILDREN'S COMMUNICATION CHECKLIST)

Introduzione e Definizione

Il Children's Communication Checklist-2 (CCC-2) è uno strumento di valutazione standardizzato progettato per identificare difficoltà nella comunicazione pragmatica e sociale nei bambini di età compresa tra 4 e 16 anni. Il CCC-2 valuta vari aspetti della comunicazione, incluse le abilità linguistiche, sociali e pragmatiche, ed è particolarmente utile per identificare disturbi come il Disturbo della Comunicazione Sociale (Pragmatica) e i disturbi dello spettro autistico. Questo strumento è utilizzato da logopedisti, psicologi e altri professionisti per diagnosticare e pianificare interventi terapeutici.

Obiettivi del CCC-2

Gli obiettivi principali del CCC-2 includono:

- **Valutare le abilità comunicative globali:** Misurare le competenze linguistiche, pragmatiche e sociali del bambino.
- **Identificare difficoltà comunicative specifiche:** Rilevare aree di debolezza nella comunicazione pragmatica e sociale.
- **Sviluppare piani di intervento:** Utilizzare i risultati per creare programmi di trattamento personalizzati.
- **Monitorare il progresso:** Valutare i miglioramenti nel tempo e l'efficacia degli interventi terapeutici.

Componenti del CCC-2

Il CCC-2 è composto da 70 domande che valutano dieci sottoscale di comunicazione. Queste sottoscale sono suddivise in due aree principali:

1. **Abilità Linguistiche:**
    - **Coerenza:** Capacità di organizzare il discorso in modo logico e coerente.
    - **Lessico e Sintassi:** Uso appropriato del vocabolario e della struttura grammaticale.
    - **Discorso Contestuale:** Capacità di utilizzare il linguaggio in contesti specifici.

2. **Abilità Pragmato-sociali:**
    - **Inizio della Comunicazione:** Capacità di iniziare e mantenere conversazioni.
    - **Uso del Linguaggio per Scopi Sociali:** Capacità di utilizzare il linguaggio per interagire socialmente.
    - **Uso del Linguaggio Non Verbale:** Capacità di utilizzare e interpretare gesti, espressioni facciali e altri segnali non verbali.
    - **Appropriatezza del Discorso:** Capacità di utilizzare il linguaggio in modo appropriato in vari contesti sociali.

Procedure di Valutazione

La somministrazione del CCC-2 richiede una formazione specifica e deve essere eseguita da professionisti qualificati. La procedura di valutazione include:

1. **Preparazione:**
    - Informare i genitori o i caregiver sullo scopo del questionario e come compilarlo.
    - Raccogliere informazioni preliminari sul bambino, inclusa la storia clinica e le preoccupazioni specifiche riguardanti le abilità comunicative.
2. **Somministrazione del Questionario:**
    - Fornire il questionario ai genitori o agli insegnanti del bambino.
    - Assicurarsi che le istruzioni siano chiare e che le risposte siano accurate e complete.
3. **Scoring:**
    - Analizzare le risposte del questionario e assegnare i punteggi per ciascuna delle dieci sottoscale.
    - Calcolare i punteggi grezzi e convertirli in punteggi standardizzati utilizzando le tabelle di conversione del CCC-2.
4. **Interpretazione:**
    - Analizzare i punteggi per identificare le aree di forza e debolezza nelle abilità comunicative del bambino.
    - Utilizzare i risultati per sviluppare un piano di intervento mirato.

Vantaggi del CCC-2

Il CCC-2 offre numerosi vantaggi nella valutazione delle abilità comunicative:

- **Valutazione Completa:** Fornisce una valutazione dettagliata delle abilità linguistiche, sociali e pragmatiche.
- **Standardizzazione:** Offre punteggi standardizzati che permettono il confronto con normali di riferimento.
- **Facilità di Somministrazione:** È semplice da somministrare e può essere completato da genitori, insegnanti o caregiver.
- **Utilità Diagnostica:** Supporta la diagnosi accurata delle difficoltà comunicative e la pianificazione di interventi terapeutici mirati.

Esempio di Caso Studio

Profilo del Paziente: Marco, un bambino di 8 anni, è stato riferito per una valutazione delle abilità comunicative a causa di difficoltà nelle interazioni sociali e nella comunicazione pragmatica.

Procedura di Valutazione:

- **Preparazione:** Raccolta di informazioni preliminari dai genitori e dagli insegnanti di Marco riguardo alla sua storia clinica e alle preoccupazioni specifiche sulle abilità comunicative.
- **Somministrazione del Questionario:** Il questionario CCC-2 è stato compilato dai genitori e dall'insegnante di Marco.
- **Scoring:** Analisi delle risposte e assegnazione dei punteggi per ciascuna delle dieci sottoscale. Calcolo dei punteggi grezzi e conversione in punteggi standardizzati.
- **Interpretazione:** Identificazione delle difficoltà di Marco nell'inizio della comunicazione e nell'uso del linguaggio per scopi sociali. Sviluppo di un piano di intervento mirato.

Risultati: Il CCC-2 ha rivelato che Marco ha difficoltà significative nelle abilità pragmatiche e sociali, che influenzano le sue interazioni con i coetanei. Questi dati hanno guidato la formulazione di un piano di intervento per migliorare le sue abilità comunicative e sociali.

Conclusione

Il Children's Communication Checklist-2 (CCC-2) è uno strumento essenziale per i logopedisti e altri professionisti che lavorano con bambini che presentano difficoltà nelle abilità comunicative. La sua capacità di fornire una valutazione dettagliata e standardizzata delle abilità linguistiche, sociali e pragmatiche lo rende uno strumento inestimabile per la diagnosi, l'intervento e il monitoraggio del progresso dei pazienti.

TOPL-2 (TEST OF PRAGMATIC LANGUAGE)

Introduzione e Definizione

Il Test of Pragmatic Language-2 (TOPL-2) è uno strumento di valutazione standardizzato progettato per misurare le abilità pragmatiche del linguaggio nei bambini e negli adolescenti di età compresa tra 6 e 18 anni. Le abilità pragmatiche del linguaggio riguardano l'uso sociale del linguaggio e includono la capacità di comprendere e utilizzare il linguaggio in contesti appropriati. Il TOPL-2 è ampiamente utilizzato dai logopedisti e altri professionisti per identificare difficoltà pragmatiche, sviluppare piani di intervento personalizzati e monitorare i progressi nel tempo.

Obiettivi del TOPL-2

Gli obiettivi principali del TOPL-2 includono:

- **Valutare le abilità pragmatiche del linguaggio:** Misurare la capacità del bambino di utilizzare il linguaggio in modo socialmente appropriato.
- **Identificare difficoltà pragmatiche:** Rilevare aree di debolezza nell'uso sociale del linguaggio.
- **Sviluppare piani di intervento:** Utilizzare i risultati per creare programmi di trattamento personalizzati.
- **Monitorare il progresso:** Valutare i miglioramenti nel tempo e l'efficacia degli interventi terapeutici.

Componenti del TOPL-2

Il TOPL-2 comprende una serie di prove che valutano vari aspetti delle abilità pragmatiche del linguaggio. Le prove sono organizzate in sei aree principali:

1. **Funzioni Comunicarie:**
   - Valutazione della capacità di usare il linguaggio per diversi scopi comunicativi, come richiedere, informare, esprimere emozioni.
2. **Adattamento Sociale:**
   - Valutazione della capacità di adattare il linguaggio in base al contesto sociale e alla situazione.
3. **Conversazione:**

- Valutazione della capacità di mantenere e gestire una conversazione, inclusi i turni di parola e la coerenza del discorso.

4. **Abilità Narrativa:**
   - Valutazione della capacità di raccontare storie e eventi in modo coerente e comprensibile.
5. **Conoscenza del Contesto:**
   - Valutazione della comprensione e dell'uso del linguaggio in diversi contesti situazionali.
6. **Uso del Linguaggio Non Verbale:**
   - Valutazione della capacità di utilizzare e comprendere segnali non verbali come gesti, espressioni facciali e postura.

PROCEDURE DI VALUTAZIONE

La somministrazione del TOPL-2 richiede una formazione specifica e deve essere eseguita da professionisti qualificati. La procedura di valutazione include:

1. **Preparazione:**
   - Raccogliere informazioni preliminari sul bambino, inclusa la storia clinica e le preoccupazioni specifiche riguardanti le abilità pragmatiche del linguaggio.
   - Preparare il materiale necessario per la somministrazione delle prove.
2. **Somministrazione delle Prove:**
   - Seguire le istruzioni standardizzate per ciascuna prova.
   - Presentare le attività al bambino e registrare le sue risposte in modo accurato.
3. **Scoring:**
   - Analizzare le risposte del bambino e assegnare i punteggi per ciascuna prova.
   - Calcolare i punteggi grezzi e convertirli in punteggi standardizzati utilizzando le tabelle di conversione del TOPL-2.
4. **Interpretazione:**
   - Analizzare i punteggi per identificare le aree di forza e debolezza nelle abilità pragmatiche del linguaggio.
   - Utilizzare i risultati per sviluppare un piano di intervento mirato.

VANTAGGI DEL TOPL-2

Il TOPL-2 offre numerosi vantaggi nella valutazione delle abilità pragmatiche del linguaggio:

- **Valutazione Completa:** Fornisce una valutazione dettagliata delle abilità pragmatiche in vari contesti.
- **Standardizzazione:** Offre punteggi standardizzati che permettono il confronto con normali di riferimento.
- **Facilità di Somministrazione:** È semplice da somministrare e richiede un tempo relativamente breve per la valutazione.
- **Utilità Diagnostica:** Supporta la diagnosi accurata delle difficoltà pragmatiche e la pianificazione di interventi terapeutici mirati.

ESEMPIO DI CASO STUDIO

Profilo del Paziente: Giulia, una ragazza di 10 anni, è stata portata dai genitori per una valutazione delle abilità pragmatiche del linguaggio a causa di difficoltà nelle interazioni sociali e nella gestione delle conversazioni.

Procedura di Valutazione:

- **Preparazione:** Raccolta di informazioni preliminari dai genitori e dagli insegnanti di Giulia riguardo alla sua storia clinica e alle preoccupazioni specifiche sulle abilità pragmatiche del linguaggio.
- **Somministrazione delle Prove:** Esecuzione delle prove del TOPL-2, inclusa la valutazione delle funzioni comunicative, dell'adattamento sociale e delle abilità narrative.
- **Scoring:** Analisi delle risposte di Giulia e registrazione dei punteggi per ciascuna prova. Calcolo dei punteggi grezzi e conversione in punteggi standardizzati.
- **Interpretazione:** Identificazione delle difficoltà di Giulia nella gestione delle conversazioni e nell'adattamento del linguaggio in base al contesto. Sviluppo di un piano di intervento mirato.

Risultati: Il TOPL-2 ha rivelato che Giulia ha difficoltà significative nelle abilità pragmatiche del linguaggio, che influenzano le sue interazioni sociali e la gestione delle conversazioni. Questi dati hanno guidato la formulazione di un piano di intervento per migliorare le sue abilità pragmatiche e supportare il suo sviluppo sociale.

CONCLUSIONE

Il Test of Pragmatic Language-2 (TOPL-2) è uno strumento essenziale per i logopedisti e altri professionisti che lavorano con bambini e adolescenti che presentano difficoltà nelle abilità pragmatiche del linguaggio. La sua capacità di fornire una valutazione dettagliata e standardizzata delle abilità pragmatiche lo rende uno strumento inestimabile per la diagnosi, l'intervento e il monitoraggio del progresso dei pazienti.

ADOS (AUTISM DIAGNOSTIC OBSERVATION SCHEDULE)

Introduzione e Definizione

L'Autism Diagnostic Observation Schedule (ADOS) è uno strumento di valutazione standardizzato e semi-strutturato utilizzato per diagnosticare i disturbi dello spettro autistico (ASD). L'ADOS è considerato il "gold standard" nella valutazione dell'autismo e viene utilizzato per osservare e misurare comportamenti e abilità sociali, comunicative e di gioco nei bambini e negli adulti. Il test è suddiviso in moduli specifici in base all'età e al livello di sviluppo linguistico del paziente.

Obiettivi dell'ADOS

Gli obiettivi principali dell'ADOS includono:

- **Valutare i comportamenti legati all'autismo:** Osservare e misurare comportamenti e abilità sociali, comunicative e di gioco.
- **Diagnosticare l'autismo:** Fornire dati oggettivi per supportare la diagnosi dei disturbi dello spettro autistico.
- **Sviluppare piani di intervento:** Utilizzare i risultati per creare programmi di trattamento personalizzati.
- **Monitorare il progresso:** Valutare i cambiamenti nei comportamenti legati all'autismo nel tempo e l'efficacia degli interventi terapeutici.

Componenti dell'ADOS

L'ADOS è composto da diversi moduli che vengono somministrati in base all'età e alle abilità linguistiche del paziente:

1. **Modulo 1:**
   - Per bambini di età inferiore ai 31 mesi che non parlano o usano poche parole.
   - Include attività di gioco e interazione sociale.
2. **Modulo 2:**
   - Per bambini di età superiore ai 31 mesi che usano frasi semplici ma non fluenti.
   - Include attività di gioco e compiti di conversazione.
3. **Modulo 3:**

- Per bambini e adolescenti che sono fluenti nel linguaggio.
- Include attività di conversazione e gioco immaginativo.

4. **Modulo 4:**
    - Per adolescenti e adulti con linguaggio fluente.
    - Include attività di conversazione e interazione sociale.

PROCEDURE DI VALUTAZIONE

La somministrazione dell'ADOS richiede una formazione specifica e deve essere eseguita da professionisti qualificati. La procedura di valutazione include:

1. **Preparazione:**
    - Raccogliere informazioni preliminari sul paziente, inclusa la storia clinica e le preoccupazioni specifiche riguardanti i comportamenti autistici.
    - Scegliere il modulo appropriato in base all'età e alle abilità linguistiche del paziente.
2. **Somministrazione delle Prove:**
    - Seguire le istruzioni standardizzate per ciascun modulo.
    - Osservare e registrare i comportamenti del paziente durante le attività strutturate e semi-strutturate.
    - Interagire con il paziente per valutare le abilità sociali, comunicative e di gioco.
3. **Scoring:**
    - Analizzare le osservazioni e registrare i punteggi per ciascun comportamento osservato.
    - Utilizzare le tabelle di conversione dell'ADOS per calcolare i punteggi totali e determinare la presenza di comportamenti autistici.
4. **Interpretazione:**
    - Analizzare i punteggi per identificare i comportamenti e le abilità legati all'autismo.
    - Utilizzare i risultati per sviluppare un piano di intervento mirato.

VANTAGGI DELL'ADOS

L'ADOS offre numerosi vantaggi nella valutazione dei disturbi dello spettro autistico:

- **Valutazione Completa:** Fornisce una valutazione dettagliata dei comportamenti sociali, comunicativi e di gioco.
- **Standardizzazione:** Offre punteggi standardizzati che permettono il confronto con normali di riferimento.
- **Utilità Diagnostica:** Supporta la diagnosi accurata dei disturbi dello spettro autistico e la pianificazione di interventi terapeutici mirati.
- **Flessibilità:** I diversi moduli permettono di valutare pazienti di varie età e livelli di sviluppo linguistico.

Esempio di Caso Studio

Profilo del Paziente: Lorenzo, un bambino di 4 anni, è stato portato dai genitori per una valutazione dei comportamenti autistici a causa di difficoltà nella comunicazione e nell'interazione sociale.

Procedura di Valutazione:

- **Preparazione:** Raccolta di informazioni preliminari dai genitori di Lorenzo riguardo alla sua storia clinica e alle preoccupazioni specifiche sui comportamenti autistici.
- **Somministrazione del Modulo 1:** Esecuzione delle attività di gioco e interazione sociale, osservando e registrando i comportamenti di Lorenzo.
- **Scoring:** Analisi delle osservazioni e registrazione dei punteggi per ciascun comportamento osservato. Calcolo dei punteggi totali utilizzando le tabelle di conversione dell'ADOS.
- **Interpretazione:** Identificazione dei comportamenti di Lorenzo indicativi di autismo. Sviluppo di un piano di intervento mirato.

Risultati: L'ADOS ha rivelato che Lorenzo mostra comportamenti sociali e comunicativi che sono indicativi di un disturbo dello spettro autistico. Questi dati hanno guidato la formulazione di un piano di intervento per migliorare le sue abilità sociali e comunicative.

Conclusione

L'Autism Diagnostic Observation Schedule (ADOS) è uno strumento essenziale per i logopedisti e altri professionisti che lavorano con individui affetti da disturbi dello spettro autistico. La sua capacità di fornire una valutazione dettagliata e standardizzata dei comportamenti sociali, comunicativi e di gioco lo rende uno strumento inestimabile per la diagnosi, l'intervento e il monitoraggio del progresso dei pazienti.

ADI-R (AUTISM DIAGNOSTIC INTERVIEW-REVISED)

Introduzione e Definizione

L'Autism Diagnostic Interview-Revised (ADI-R) è uno strumento di valutazione standardizzato e semi-strutturato utilizzato per diagnosticare i disturbi dello spettro autistico (ASD). L'ADI-R è un'intervista dettagliata condotta con i genitori o i caregiver principali del bambino e si focalizza su tre aree principali: linguaggio e comunicazione, interazioni sociali reciproche, e comportamenti e interessi ristretti e ripetitivi. L'ADI-R è considerato uno degli strumenti più affidabili per la diagnosi dell'autismo e viene utilizzato in combinazione con altre valutazioni, come l'ADOS.

Obiettivi dell'ADI-R

Gli obiettivi principali dell'ADI-R includono:

- **Valutare i comportamenti legati all'autismo:** Osservare e misurare comportamenti e abilità sociali, comunicative e di gioco.
- **Diagnosticare l'autismo:** Fornire dati oggettivi per supportare la diagnosi dei disturbi dello spettro autistico.
- **Sviluppare piani di intervento:** Utilizzare i risultati per creare programmi di trattamento personalizzati.
- **Monitorare il progresso:** Valutare i cambiamenti nei comportamenti legati all'autismo nel tempo e l'efficacia degli interventi terapeutici.

Componenti dell'ADI-R

L'ADI-R si compone di 93 domande suddivise in tre aree principali:

1. **Linguaggio e Comunicazione:**
   - Valutazione delle abilità comunicative verbali e non verbali.
   - Capacità di iniziare e mantenere conversazioni.
2. **Interazioni Sociali Reciproche:**
   - Valutazione delle abilità sociali e delle interazioni con coetanei e adulti.
   - Capacità di condividere interessi e emozioni.
3. **Comportamenti e Interessi Ristretti e Ripetitivi:**
   - Valutazione di comportamenti stereotipati e ripetitivi.

o   Interessi ristretti e focalizzati su attività specifiche.

Procedure di Valutazione

La somministrazione dell'ADI-R richiede una formazione specifica e deve essere eseguita da professionisti qualificati. La procedura di valutazione include:

1. **Preparazione:**
   o   Informare i genitori o i caregiver sullo scopo dell'intervista e sul processo di valutazione.
   o   Raccogliere informazioni preliminari sul bambino, inclusa la storia clinica e le preoccupazioni specifiche riguardanti i comportamenti autistici.
2. **Intervista:**
   o   Condurre l'intervista in modo strutturato, seguendo l'ordine delle domande.
   o   Chiedere ai genitori di descrivere i comportamenti e le abilità del bambino in diverse situazioni.
   o   Registrare le risposte in modo accurato e dettagliato.
3. **Scoring:**
   o   Analizzare le risposte e assegnare i punteggi per ciascuna domanda.
   o   Calcolare i punteggi totali per ciascuna delle tre aree principali.
   o   Utilizzare le tabelle di conversione dell'ADI-R per determinare la presenza di comportamenti autistici.
4. **Interpretazione:**
   o   Analizzare i punteggi per identificare i comportamenti e le abilità legati all'autismo.
   o   Utilizzare i risultati per sviluppare un piano di intervento mirato.

Vantaggi dell'ADI-R

L'ADI-R offre numerosi vantaggi nella valutazione dei disturbi dello spettro autistico:

- **Valutazione Dettagliata:** Fornisce una valutazione approfondita delle abilità comunicative, sociali e dei comportamenti ripetitivi.
- **Standardizzazione:** Offre punteggi standardizzati che permettono il confronto con normali di riferimento.

- **Affidabilità Diagnostica:** Supporta una diagnosi accurata dei disturbi dello spettro autistico e la pianificazione di interventi terapeutici mirati.
- **Prospettiva Completa:** Coinvolge i genitori o i caregiver, fornendo una visione completa e dettagliata dei comportamenti del bambino.

Esempio di Caso Studio

Profilo del Paziente: Andrea, un bambino di 5 anni, è stato portato dai genitori per una valutazione dei comportamenti autistici a causa di difficoltà nella comunicazione e nell'interazione sociale.

Procedura di Valutazione:

- **Preparazione:** Raccolta di informazioni preliminari dai genitori di Andrea riguardo alla sua storia clinica e alle preoccupazioni specifiche sui comportamenti autistici.
- **Intervista:** Condotta un'intervista dettagliata con i genitori di Andrea utilizzando l'ADI-R, coprendo le tre aree principali: linguaggio e comunicazione, interazioni sociali reciproche, comportamenti e interessi ristretti e ripetitivi.
- **Scoring:** Analisi delle risposte e assegnazione dei punteggi per ciascuna domanda. Calcolo dei punteggi totali utilizzando le tabelle di conversione dell'ADI-R.
- **Interpretazione:** Identificazione dei comportamenti di Andrea indicativi di autismo. Sviluppo di un piano di intervento mirato.

Risultati: L'ADI-R ha rivelato che Andrea mostra comportamenti sociali e comunicativi indicativi di un disturbo dello spettro autistico. Questi dati hanno guidato la formulazione di un piano di intervento per migliorare le sue abilità sociali e comunicative.

Conclusione

L'Autism Diagnostic Interview-Revised (ADI-R) è uno strumento essenziale per i logopedisti e altri professionisti che lavorano con individui affetti da disturbi dello spettro autistico. La sua capacità di fornire una valutazione dettagliata e standardizzata dei comportamenti sociali, comunicativi e dei comportamenti ripetitivi lo rende uno strumento inestimabile per la diagnosi, l'intervento e il monitoraggio del progresso dei pazienti.

TOWL (TEST OF WRITTEN LANGUAGE)

Introduzione e Definizione

Il Test of Written Language (TOWL) è uno strumento di valutazione standardizzato utilizzato per misurare le abilità di scrittura nei bambini e negli adolescenti di età compresa tra 9 e 17 anni. Il TOWL valuta vari aspetti della scrittura, inclusi la grammatica, il vocabolario, l'organizzazione del testo e la coerenza. Questo test è ampiamente utilizzato da logopedisti, insegnanti e altri professionisti per identificare difficoltà nella scrittura, sviluppare piani di intervento personalizzati e monitorare i progressi nel tempo.

Obiettivi del TOWL

Gli obiettivi principali del TOWL includono:

- **Valutare le abilità di scrittura:** Misurare la competenza del bambino nelle diverse componenti della scrittura.
- **Identificare difficoltà specifiche:** Rilevare aree di debolezza nella produzione scritta.
- **Sviluppare piani di intervento:** Utilizzare i risultati per creare programmi di trattamento personalizzati.
- **Monitorare il progresso:** Valutare i miglioramenti nel tempo e l'efficacia degli interventi terapeutici.

Componenti del TOWL

Il TOWL comprende diverse subprove che valutano vari aspetti delle abilità di scrittura. Le principali componenti del TOWL includono:

1. **Scrittura di Storie:**
   - Il bambino deve scrivere una storia basata su un'illustrazione fornita.
   - Valutazione della coerenza, dell'organizzazione e della creatività.
2. **Scrittura di Frasi:**
   - Il bambino deve scrivere frasi basate su parole o frasi stimolo.
   - Valutazione della struttura grammaticale e dell'uso del vocabolario.

3. **Spelling:**
    - Il bambino deve scrivere correttamente parole dettate.
    - Valutazione delle abilità ortografiche.
4. **Stile di Scrittura:**
    - Analisi della varietà e dell'appropriatezza dei meccanismi stilistici utilizzati nella scrittura.
    - Valutazione dell'uso della punteggiatura, del tono e della voce narrativa.
5. **Sequenza di Idee:**
    - Il bambino deve organizzare frasi o eventi in una sequenza logica e coerente.
    - Valutazione delle abilità di pianificazione e organizzazione del testo.

PROCEDURE DI VALUTAZIONE

La somministrazione del TOWL richiede una formazione specifica e deve essere eseguita da professionisti qualificati. La procedura di valutazione include:

1. **Preparazione:**
    - Raccogliere informazioni preliminari sul bambino, inclusa la storia scolastica e le preoccupazioni specifiche riguardanti le abilità di scrittura.
    - Preparare il materiale necessario per la somministrazione delle subprove.
2. **Somministrazione delle Prove:**
    - Seguire le istruzioni standardizzate per ciascuna subprova.
    - Presentare le attività al bambino e registrare le sue risposte in modo accurato.
    - Assicurarsi che il bambino comprenda le istruzioni e sia a suo agio durante la valutazione.
3. **Scoring:**
    - Analizzare le risposte del bambino e assegnare i punteggi per ciascuna subprova.
    - Calcolare i punteggi grezzi e convertirli in punteggi standardizzati utilizzando le tabelle di conversione del TOWL.
4. **Interpretazione:**
    - Analizzare i punteggi per identificare le aree di forza e debolezza nelle abilità di scrittura.
    - Utilizzare i risultati per sviluppare un piano di intervento mirato.

VANTAGGI DEL TOWL

Il TOWL offre numerosi vantaggi nella valutazione delle abilità di scrittura:

- **Valutazione Completa:** Fornisce una valutazione dettagliata delle diverse componenti della scrittura.
- **Standardizzazione:** Offre punteggi standardizzati che permettono il confronto con normali di riferimento.
- **Utilità Diagnostica:** Supporta la diagnosi accurata delle difficoltà nella scrittura e la pianificazione di interventi terapeutici mirati.
- **Facilità di Somministrazione:** È semplice da somministrare e richiede un tempo relativamente breve per la valutazione.

ESEMPIO DI CASO STUDIO

Profilo del Paziente: Matteo, un ragazzo di 11 anni, è stato portato dai genitori per una valutazione delle abilità di scrittura a causa di difficoltà nella produzione di testi scritti a scuola.

Procedura di Valutazione:

- **Preparazione:** Raccolta di informazioni preliminari dai genitori e dagli insegnanti di Matteo riguardo alla sua storia scolastica e alle preoccupazioni specifiche sulle abilità di scrittura.
- **Somministrazione delle Prove:** Esecuzione delle subprove del TOWL, inclusa la scrittura di storie, la scrittura di frasi e la prova di spelling.
- **Scoring:** Analisi delle risposte di Matteo e registrazione dei punteggi per ciascuna subprova. Calcolo dei punteggi grezzi e conversione in punteggi standardizzati.
- **Interpretazione:** Identificazione delle difficoltà di Matteo nella coerenza della scrittura e nelle abilità ortografiche. Sviluppo di un piano di intervento mirato.

Risultati: Il TOWL ha rivelato che Matteo ha difficoltà significative nella coerenza e nell'organizzazione delle sue storie, oltre a problemi ortografici. Questi dati hanno guidato la formulazione di un piano di intervento per migliorare le sue abilità di scrittura.

CONCLUSIONE

Il Test of Written Language (TOWL) è uno strumento essenziale per i logopedisti, insegnanti e altri professionisti che lavorano con bambini e adolescenti che presentano difficoltà nella scrittura. La sua capacità di fornire una valutazione dettagliata e standardizzata delle abilità di scrittura lo rende uno strumento inestimabile per la diagnosi, l'intervento e il monitoraggio del progresso dei pazienti.

DIBELS (DYNAMIC INDICATORS OF BASIC EARLY LITERACY SKILLS)

Introduzione e Definizione

Il Dynamic Indicators of Basic Early Literacy Skills (DIBELS) è uno strumento di valutazione standardizzato progettato per monitorare lo sviluppo delle abilità di lettura nei bambini dalla scuola materna fino al terzo anno di scuola elementare. Il DIBELS valuta diverse componenti fondamentali dell'alfabetizzazione precoce, come la consapevolezza fonemica, la decodifica fonetica, la lettura fluente e la comprensione. Questo strumento è utilizzato da insegnanti, logopedisti e altri professionisti per identificare precocemente i bambini a rischio di difficoltà di lettura e per monitorare i progressi nel tempo.

Obiettivi del DIBELS

Gli obiettivi principali del DIBELS includono:

- **Valutare le abilità di alfabetizzazione precoce:** Misurare le competenze fondamentali che predicono il successo nella lettura.
- **Identificare precocemente le difficoltà di lettura:** Rilevare i bambini a rischio di difficoltà di lettura per intervenire tempestivamente.
- **Sviluppare piani di intervento:** Utilizzare i risultati per creare programmi di trattamento personalizzati.
- **Monitorare il progresso:** Valutare i miglioramenti nel tempo e l'efficacia degli interventi educativi.

Componenti del DIBELS

Il DIBELS comprende diverse subprove che valutano vari aspetti delle abilità di lettura precoce:

1. **Consapevolezza Fonemica:**
   - Valutazione della capacità di segmentare e manipolare i suoni del linguaggio parlato.
2. **Decodifica Fonetica:**
   - Valutazione della capacità di leggere parole nuove utilizzando le regole fonetiche.
3. **Fluenza della Lettura Orale:**

o Misurazione della velocità e dell'accuratezza nella lettura di un testo.
4. **Comprensione della Lettura:**
    o Valutazione della capacità di comprendere e rispondere a domande su un testo letto.
5. **Conoscenza dell'Alfabeto:**
    o Valutazione della capacità di riconoscere e nominare lettere dell'alfabeto.
6. **Consapevolezza delle Sillabe:**
    o Valutazione della capacità di segmentare le parole in sillabe.

PROCEDURE DI VALUTAZIONE

La somministrazione del DIBELS richiede una formazione specifica e deve essere eseguita da professionisti qualificati. La procedura di valutazione include:

1. **Preparazione:**
    o Raccogliere informazioni preliminari sul bambino, inclusa la storia scolastica e le preoccupazioni specifiche riguardanti le abilità di lettura.
    o Preparare il materiale necessario per la somministrazione delle subprove.
2. **Somministrazione delle Prove:**
    o Seguire le istruzioni standardizzate per ciascuna subprova.
    o Presentare le attività al bambino e registrare le sue risposte in modo accurato.
    o Assicurarsi che il bambino comprenda le istruzioni e sia a suo agio durante la valutazione.
3. **Scoring:**
    o Analizzare le risposte del bambino e assegnare i punteggi per ciascuna subprova.
    o Calcolare i punteggi grezzi e convertirli in punteggi standardizzati utilizzando le tabelle di conversione del DIBELS.
4. **Interpretazione:**
    o Analizzare i punteggi per identificare le aree di forza e debolezza nelle abilità di lettura.
    o Utilizzare i risultati per sviluppare un piano di intervento mirato.

VANTAGGI DEL DIBELS

Il DIBELS offre numerosi vantaggi nella valutazione delle abilità di alfabetizzazione precoce:

- **Valutazione Completa:** Fornisce una valutazione dettagliata delle diverse componenti dell'alfabetizzazione precoce.
- **Standardizzazione:** Offre punteggi standardizzati che permettono il confronto con normali di riferimento.
- **Utilità Diagnostica:** Supporta la diagnosi accurata delle difficoltà di lettura e la pianificazione di interventi educativi mirati.
- **Facilità di Somministrazione:** È semplice da somministrare e richiede un tempo relativamente breve per la valutazione.

Esempio di Caso Studio

Profilo del Paziente: Giulia, una bambina di 6 anni, è stata portata dai genitori per una valutazione delle abilità di lettura a causa di difficoltà nell'apprendimento della lettura.

Procedura di Valutazione:

- **Preparazione:** Raccolta di informazioni preliminari dai genitori e dagli insegnanti di Giulia riguardo alla sua storia scolastica e alle preoccupazioni specifiche sulle abilità di lettura.
- **Somministrazione delle Prove:** Esecuzione delle subprove del DIBELS, inclusa la consapevolezza fonemica, la decodifica fonetica e la fluenza della lettura orale.
- **Scoring:** Analisi delle risposte di Giulia e registrazione dei punteggi per ciascuna subprova. Calcolo dei punteggi grezzi e conversione in punteggi standardizzati.
- **Interpretazione:** Identificazione delle difficoltà di Giulia nella decodifica fonetica e nella fluenza della lettura. Sviluppo di un piano di intervento mirato.

Risultati: Il DIBELS ha rivelato che Giulia ha difficoltà significative nella decodifica fonetica e nella fluenza della lettura, che influenzano la sua capacità di leggere con precisione e velocità. Questi dati hanno guidato la formulazione di un piano di intervento per migliorare le sue abilità di lettura.

Conclusione

Il Dynamic Indicators of Basic Early Literacy Skills (DIBELS) è uno strumento essenziale per insegnanti, logopedisti e altri professionisti che lavorano con bambini che presentano difficoltà nell'alfabetizzazione precoce. La sua capacità di fornire una valutazione dettagliata e standardizzata delle abilità di lettura lo rende uno strumento inestimabile per la diagnosi, l'intervento e il monitoraggio del progresso dei pazienti.

CTOPP (COMPREHENSIVE TEST OF PHONOLOGICAL PROCESSING)

Introduzione e Definizione

Il Comprehensive Test of Phonological Processing (CTOPP) è uno strumento di valutazione standardizzato utilizzato per misurare le abilità di elaborazione fonologica nei bambini, negli adolescenti e negli adulti. L'elaborazione fonologica è un aspetto cruciale delle abilità di lettura e scrittura, poiché riguarda la capacità di riconoscere e manipolare i suoni del linguaggio parlato. Il CTOPP è utilizzato da logopedisti, insegnanti e altri professionisti per identificare difficoltà fonologiche, sviluppare piani di intervento personalizzati e monitorare i progressi nel tempo.

Obiettivi del CTOPP

Gli obiettivi principali del CTOPP includono:

- **Valutare le abilità di elaborazione fonologica:** Misurare la capacità del soggetto di riconoscere, segmentare e manipolare i suoni del linguaggio parlato.
- **Identificare difficoltà specifiche:** Rilevare aree di debolezza nell'elaborazione fonologica che possono influenzare l'apprendimento della lettura e della scrittura.
- **Sviluppare piani di intervento:** Utilizzare i risultati per creare programmi di trattamento personalizzati.
- **Monitorare il progresso:** Valutare i miglioramenti nel tempo e l'efficacia degli interventi terapeutici.

Componenti del CTOPP

Il CTOPP comprende diverse subprove che valutano vari aspetti dell'elaborazione fonologica. Le principali componenti del CTOPP includono:

1. **Consapevolezza Fonologica:**
    - **Elisione:** Valutazione della capacità di riconoscere e rimuovere specifici suoni dalle parole.

- **Segmentazione di Parole e Non Parole:** Capacità di segmentare parole e non parole nei singoli fonemi.

2. **Memoria Fonologica:**
   - **Ripetizione di Numeri:** Valutazione della capacità di memorizzare e ripetere sequenze di numeri.
   - **Ripetizione di Non Parole:** Valutazione della capacità di memorizzare e ripetere sequenze di non parole.

3. **Velocità di Denominazione:**
   - **Denominazione Rapida di Oggetti e Colori:** Misura della velocità con cui il soggetto può denominare una serie di oggetti e colori.
   - **Denominazione Rapida di Numeri e Lettere:** Misura della velocità con cui il soggetto può denominare una serie di numeri e lettere.

PROCEDURE DI VALUTAZIONE

La somministrazione del CTOPP richiede una formazione specifica e deve essere eseguita da professionisti qualificati. La procedura di valutazione include:

1. **Preparazione:**
   - Raccogliere informazioni preliminari sul soggetto, inclusa la storia scolastica e le preoccupazioni specifiche riguardanti le abilità fonologiche.
   - Preparare il materiale necessario per la somministrazione delle subprove.

2. **Somministrazione delle Prove:**
   - Seguire le istruzioni standardizzate per ciascuna subprova.
   - Presentare le attività al soggetto e registrare le sue risposte in modo accurato.
   - Assicurarsi che il soggetto comprenda le istruzioni e sia a suo agio durante la valutazione.

3. **Scoring:**
   - Analizzare le risposte del soggetto e assegnare i punteggi per ciascuna subprova.
   - Calcolare i punteggi grezzi e convertirli in punteggi standardizzati utilizzando le tabelle di conversione del CTOPP.

4. **Interpretazione:**
   - Analizzare i punteggi per identificare le aree di forza e debolezza nelle abilità di elaborazione fonologica.
   - Utilizzare i risultati per sviluppare un piano di intervento mirato.

Vantaggi del CTOPP

Il CTOPP offre numerosi vantaggi nella valutazione delle abilità di elaborazione fonologica:

- **Valutazione Completa:** Fornisce una valutazione dettagliata delle diverse componenti dell'elaborazione fonologica.
- **Standardizzazione:** Offre punteggi standardizzati che permettono il confronto con normali di riferimento.
- **Utilità Diagnostica:** Supporta la diagnosi accurata delle difficoltà fonologiche e la pianificazione di interventi terapeutici mirati.
- **Facilità di Somministrazione:** È semplice da somministrare e richiede un tempo relativamente breve per la valutazione.

Esempio di Caso Studio

Profilo del Paziente: Elena, una bambina di 8 anni, è stata portata dai genitori per una valutazione delle abilità di lettura a causa di difficoltà nell'apprendimento della lettura.

Procedura di Valutazione:

- **Preparazione:** Raccolta di informazioni preliminari dai genitori e dagli insegnanti di Elena riguardo alla sua storia scolastica e alle preoccupazioni specifiche sulle abilità di lettura.
- **Somministrazione delle Prove:** Esecuzione delle subprove del CTOPP, inclusa l'elisione, la segmentazione di parole e non parole, e la denominazione rapida di oggetti e colori.
- **Scoring:** Analisi delle risposte di Elena e registrazione dei punteggi per ciascuna subprova. Calcolo dei punteggi grezzi e conversione in punteggi standardizzati.
- **Interpretazione:** Identificazione delle difficoltà di Elena nella segmentazione di parole e nella denominazione rapida. Sviluppo di un piano di intervento mirato.

Risultati: Il CTOPP ha rivelato che Elena ha difficoltà significative nella segmentazione di parole e nella velocità di denominazione, che influenzano la sua capacità di leggere con precisione e velocità. Questi dati hanno guidato la formulazione di un piano di intervento per migliorare le sue abilità fonologiche.

Conclusione

Il Comprehensive Test of Phonological Processing (CTOPP) è uno strumento essenziale per logopedisti, insegnanti e altri professionisti che lavorano con individui che presentano difficoltà nelle abilità di elaborazione fonologica. La sua capacità di fornire una valutazione dettagliata e standardizzata delle abilità fonologiche lo rende uno strumento inestimabile per la diagnosi, l'intervento e il monitoraggio del progresso dei pazienti.

KEYMATH DIAGNOSTIC ASSESSMENT

Introduzione e Definizione

Il KeyMath Diagnostic Assessment è uno strumento di valutazione standardizzato utilizzato per misurare le abilità matematiche nei bambini e negli adolescenti di età compresa tra 5 e 22 anni. Questo test fornisce una valutazione dettagliata delle competenze matematiche di base e avanzate, inclusi concetti numerici, operazioni aritmetiche, misure, geometria, e risoluzione di problemi. Il KeyMath è utilizzato da insegnanti, logopedisti e altri professionisti per identificare difficoltà specifiche nelle abilità matematiche, sviluppare piani di intervento personalizzati e monitorare i progressi nel tempo.

Obiettivi del KeyMath

Gli obiettivi principali del KeyMath includono:

- **Valutare le abilità matematiche:** Misurare le competenze matematiche del soggetto in vari ambiti.
- **Identificare difficoltà specifiche:** Rilevare aree di debolezza nelle abilità matematiche.
- **Sviluppare piani di intervento:** Utilizzare i risultati per creare programmi di trattamento personalizzati.
- **Monitorare il progresso:** Valutare i miglioramenti nel tempo e l'efficacia degli interventi educativi.

Componenti del KeyMath

Il KeyMath comprende diverse subprove che valutano vari aspetti delle abilità matematiche. Le principali componenti del KeyMath includono:

1. **Concetti Numerici:**
   - Valutazione della comprensione dei numeri, delle loro proprietà e delle loro relazioni.
2. **Operazioni Aritmetiche:**
   - Valutazione della capacità di eseguire operazioni di base come addizione, sottrazione, moltiplicazione e divisione.
3. **Algebra:**

- o Valutazione della capacità di risolvere equazioni e comprendere concetti algebrici di base.
4. **Misure:**
    - o Valutazione della comprensione e dell'uso di unità di misura per lunghezza, peso, volume e tempo.
5. **Geometria:**
    - o Valutazione della comprensione delle forme geometriche, delle loro proprietà e delle relazioni spaziali.
6. **Risoluzione di Problemi:**
    - o Valutazione della capacità di applicare le competenze matematiche per risolvere problemi pratici e astratti.

PROCEDURE DI VALUTAZIONE

La somministrazione del KeyMath richiede una formazione specifica e deve essere eseguita da professionisti qualificati. La procedura di valutazione include:

1. **Preparazione:**
    - o Raccogliere informazioni preliminari sul soggetto, inclusa la storia scolastica e le preoccupazioni specifiche riguardanti le abilità matematiche.
    - o Preparare il materiale necessario per la somministrazione delle subprove.
2. **Somministrazione delle Prove:**
    - o Seguire le istruzioni standardizzate per ciascuna subprova.
    - o Presentare le attività al soggetto e registrare le sue risposte in modo accurato.
    - o Assicurarsi che il soggetto comprenda le istruzioni e sia a suo agio durante la valutazione.
3. **Scoring:**
    - o Analizzare le risposte del soggetto e assegnare i punteggi per ciascuna subprova.
    - o Calcolare i punteggi grezzi e convertirli in punteggi standardizzati utilizzando le tabelle di conversione del KeyMath.
4. **Interpretazione:**
    - o Analizzare i punteggi per identificare le aree di forza e debolezza nelle abilità matematiche.
    - o Utilizzare i risultati per sviluppare un piano di intervento mirato.

VANTAGGI DEL KEYMATH

Il KeyMath offre numerosi vantaggi nella valutazione delle abilità matematiche:

- **Valutazione Completa:** Fornisce una valutazione dettagliata delle diverse componenti delle abilità matematiche.
- **Standardizzazione:** Offre punteggi standardizzati che permettono il confronto con normali di riferimento.
- **Utilità Diagnostica:** Supporta la diagnosi accurata delle difficoltà matematiche e la pianificazione di interventi educativi mirati.
- **Facilità di Somministrazione:** È semplice da somministrare e richiede un tempo relativamente breve per la valutazione.

ESEMPIO DI CASO STUDIO

Profilo del Paziente: Marco, un ragazzo di 10 anni, è stato portato dai genitori per una valutazione delle abilità matematiche a causa di difficoltà nell'apprendimento della matematica.

Procedura di Valutazione:

- **Preparazione:** Raccolta di informazioni preliminari dai genitori e dagli insegnanti di Marco riguardo alla sua storia scolastica e alle preoccupazioni specifiche sulle abilità matematiche.
- **Somministrazione delle Prove:** Esecuzione delle subprove del KeyMath, inclusa la valutazione dei concetti numerici, delle operazioni aritmetiche e della risoluzione di problemi.
- **Scoring:** Analisi delle risposte di Marco e registrazione dei punteggi per ciascuna subprova. Calcolo dei punteggi grezzi e conversione in punteggi standardizzati.
- **Interpretazione:** Identificazione delle difficoltà di Marco nelle operazioni aritmetiche e nella risoluzione di problemi. Sviluppo di un piano di intervento mirato.

Risultati: Il KeyMath ha rivelato che Marco ha difficoltà significative nelle operazioni aritmetiche di base e nella risoluzione di problemi matematici, che influenzano la sua capacità di comprendere e applicare i concetti matematici. Questi dati hanno guidato la formulazione di un piano di intervento per migliorare le sue abilità matematiche.

CONCLUSIONE

Il KeyMath Diagnostic Assessment è uno strumento essenziale per insegnanti, logopedisti e altri professionisti che lavorano con bambini e adolescenti che presentano difficoltà nelle abilità matematiche. La sua capacità di fornire una valutazione dettagliata e standardizzata delle abilità matematiche lo rende uno strumento inestimabile per la diagnosi, l'intervento e il monitoraggio del progresso dei pazienti.

TEMA (TEST OF EARLY MATHEMATICS ABILITY)

Introduzione e Definizione

Il Test of Early Mathematics Ability (TEMA) è uno strumento di valutazione standardizzato progettato per misurare le abilità matematiche precoci nei bambini di età compresa tra 3 anni e 8 anni e 11 mesi. Il TEMA valuta una vasta gamma di abilità matematiche, inclusi concetti numerici, operazioni aritmetiche, misure e comprensione dei principi matematici di base. Questo test è utilizzato da insegnanti, logopedisti e altri professionisti per identificare difficoltà matematiche precoci, sviluppare piani di intervento personalizzati e monitorare i progressi nel tempo.

Obiettivi del TEMA

Gli obiettivi principali del TEMA includono:

- **Valutare le abilità matematiche precoci:** Misurare le competenze matematiche del bambino in vari ambiti.
- **Identificare difficoltà specifiche:** Rilevare aree di debolezza nelle abilità matematiche.
- **Sviluppare piani di intervento:** Utilizzare i risultati per creare programmi di trattamento personalizzati.
- **Monitorare il progresso:** Valutare i miglioramenti nel tempo e l'efficacia degli interventi educativi.

Componenti del TEMA

Il TEMA comprende diverse subprove che valutano vari aspetti delle abilità matematiche precoci. Le principali componenti del TEMA includono:

1. **Concetti Numerici:**
   - Valutazione della comprensione dei numeri, delle loro proprietà e delle loro relazioni.
2. **Operazioni Aritmetiche:**
   - Valutazione della capacità di eseguire operazioni di base come addizione e sottrazione.
3. **Misure:**

- o Valutazione della comprensione e dell'uso di unità di misura per lunghezza, peso, volume e tempo.
4. **Comprensione dei Principi Matematici:**
   - o Valutazione della comprensione dei principi di base della matematica, come la conservazione del numero e la corrispondenza uno-a-uno.
5. **Risoluzione di Problemi:**
   - o Valutazione della capacità di applicare le competenze matematiche per risolvere problemi pratici.

Procedure di Valutazione

La somministrazione del TEMA richiede una formazione specifica e deve essere eseguita da professionisti qualificati. La procedura di valutazione include:

1. **Preparazione:**
   - o Raccogliere informazioni preliminari sul bambino, inclusa la storia scolastica e le preoccupazioni specifiche riguardanti le abilità matematiche.
   - o Preparare il materiale necessario per la somministrazione delle subprove.
2. **Somministrazione delle Prove:**
   - o Seguire le istruzioni standardizzate per ciascuna subprova.
   - o Presentare le attività al bambino e registrare le sue risposte in modo accurato.
   - o Assicurarsi che il bambino comprenda le istruzioni e sia a suo agio durante la valutazione.
3. **Scoring:**
   - o Analizzare le risposte del bambino e assegnare i punteggi per ciascuna subprova.
   - o Calcolare i punteggi grezzi e convertirli in punteggi standardizzati utilizzando le tabelle di conversione del TEMA.
4. **Interpretazione:**
   - o Analizzare i punteggi per identificare le aree di forza e debolezza nelle abilità matematiche.
   - o Utilizzare i risultati per sviluppare un piano di intervento mirato.

Vantaggi del TEMA

Il TEMA offre numerosi vantaggi nella valutazione delle abilità matematiche precoci:

- **Valutazione Completa:** Fornisce una valutazione dettagliata delle diverse componenti delle abilità matematiche precoci.
- **Standardizzazione:** Offre punteggi standardizzati che permettono il confronto con normali di riferimento.
- **Utilità Diagnostica:** Supporta la diagnosi accurata delle difficoltà matematiche e la pianificazione di interventi educativi mirati.
- **Facilità di Somministrazione:** È semplice da somministrare e richiede un tempo relativamente breve per la valutazione.

ESEMPIO DI CASO STUDIO

Profilo del Paziente: Emma, una bambina di 5 anni, è stata portata dai genitori per una valutazione delle abilità matematiche a causa di difficoltà nell'apprendimento dei concetti numerici di base.

Procedura di Valutazione:

- **Preparazione:** Raccolta di informazioni preliminari dai genitori e dagli insegnanti di Emma riguardo alla sua storia scolastica e alle preoccupazioni specifiche sulle abilità matematiche.
- **Somministrazione delle Prove:** Esecuzione delle subprove del TEMA, inclusa la valutazione dei concetti numerici, delle operazioni aritmetiche e della comprensione dei principi matematici di base.
- **Scoring:** Analisi delle risposte di Emma e registrazione dei punteggi per ciascuna subprova. Calcolo dei punteggi grezzi e conversione in punteggi standardizzati.
- **Interpretazione:** Identificazione delle difficoltà di Emma nei concetti numerici e nelle operazioni aritmetiche di base. Sviluppo di un piano di intervento mirato.

Risultati: Il TEMA ha rivelato che Emma ha difficoltà significative nella comprensione dei concetti numerici di base e nelle operazioni aritmetiche, che influenzano la sua capacità di apprendere e applicare i principi matematici. Questi dati hanno guidato la formulazione di un piano di intervento per migliorare le sue abilità matematiche.

CONCLUSIONE

Il Test of Early Mathematics Ability (TEMA) è uno strumento essenziale per insegnanti, logopedisti e altri professionisti che lavorano con bambini che presentano difficoltà nelle abilità matematiche precoci. La sua capacità di fornire una valutazione dettagliata e standardizzata delle abilità matematiche lo rende uno strumento inestimabile per la diagnosi, l'intervento e il monitoraggio del progresso dei pazienti.

VINELAND ADAPTIVE BEHAVIOR SCALES

Introduzione e Definizione

Le Vineland Adaptive Behavior Scales (VABS) sono uno strumento di valutazione standardizzato utilizzato per misurare il comportamento adattivo in individui di tutte le età, dalla prima infanzia all'età adulta. Il comportamento adattivo si riferisce all'insieme delle abilità pratiche, sociali e concettuali che le persone utilizzano per funzionare nella vita quotidiana. Le VABS sono utilizzate per valutare le abilità di adattamento in contesti educativi, clinici e di ricerca, aiutando a identificare aree di forza e di debolezza che possono influenzare l'indipendenza e la qualità della vita dell'individuo.

Obiettivi delle VABS

Gli obiettivi principali delle Vineland Adaptive Behavior Scales includono:

- **Valutare il comportamento adattivo:** Misurare le competenze pratiche, sociali e concettuali necessarie per l'indipendenza quotidiana.
- **Identificare difficoltà specifiche:** Rilevare aree di debolezza nelle abilità adattive che possono influenzare la vita quotidiana.
- **Sviluppare piani di intervento:** Utilizzare i risultati per creare programmi di trattamento e intervento personalizzati.
- **Monitorare il progresso:** Valutare i miglioramenti nel tempo e l'efficacia degli interventi terapeutici.

Componenti delle VABS

Le VABS comprendono diverse aree di valutazione che misurano vari aspetti del comportamento adattivo. Le principali componenti delle VABS includono:

1. **Comunicazione:**
   - **Ricettiva:** Capacità di comprendere il linguaggio parlato.
   - **Espressiva:** Capacità di utilizzare il linguaggio parlato per comunicare.
   - **Scritta:** Capacità di leggere e scrivere.
2. **Abilità della Vita Quotidiana:**

- **Personali:** Abilità di cura di sé, come l'igiene personale e la vestizione.
- **Domestiche:** Capacità di svolgere compiti domestici e gestire la casa.
- **Comunitarie:** Abilità di utilizzare servizi comunitari e partecipare alla vita comunitaria.

3. **Socializzazione:**
   - **Relazioni interpersonali:** Capacità di instaurare e mantenere relazioni con gli altri.
   - **Gioco e tempo libero:** Capacità di partecipare a giochi e attività ricreative.
   - **Coping e abilità sociali:** Capacità di affrontare situazioni sociali e gestire emozioni.

4. **Abilità Motorie:**
   - **Grossolane:** Capacità di coordinare grandi movimenti del corpo, come camminare e correre.
   - **Fini:** Capacità di coordinare movimenti fini, come scrivere e manipolare piccoli oggetti.

5. **Abilità Adattive Composite:**
   - Valutazione globale del comportamento adattivo attraverso una combinazione delle aree sopra menzionate.

PROCEDURE DI VALUTAZIONE

La somministrazione delle VABS richiede una formazione specifica e deve essere eseguita da professionisti qualificati. La procedura di valutazione include:

1. **Preparazione:**
   - Raccogliere informazioni preliminari sull'individuo, inclusa la storia clinica e le preoccupazioni specifiche riguardanti le abilità adattive.
   - Preparare il materiale necessario per la somministrazione delle subprove.

2. **Intervista con i Caregiver:**
   - Condurre un'intervista dettagliata con i genitori, caregiver o insegnanti che conoscono bene l'individuo.
   - Utilizzare un formato standardizzato per raccogliere informazioni sulle abilità adattive in vari contesti.

3. **Osservazione Diretta (se applicabile):**
   - Osservare direttamente l'individuo in situazioni naturali per valutare le abilità adattive.
   - Registrare le osservazioni in modo sistematico e dettagliato.

4. **Scoring:**
    o Analizzare le risposte e le osservazioni per ciascuna area di valutazione.
    o Calcolare i punteggi grezzi e convertirli in punteggi standardizzati utilizzando le tabelle di conversione delle VABS.
5. **Interpretazione:**
    o Analizzare i punteggi per identificare le aree di forza e debolezza nelle abilità adattive.
    o Utilizzare i risultati per sviluppare un piano di intervento mirato.

VANTAGGI DELLE VABS

Le Vineland Adaptive Behavior Scales offrono numerosi vantaggi nella valutazione del comportamento adattivo:

- **Valutazione Completa:** Fornisce una valutazione dettagliata delle diverse componenti del comportamento adattivo.
- **Standardizzazione:** Offre punteggi standardizzati che permettono il confronto con normali di riferimento.
- **Utilità Diagnostica:** Supporta la diagnosi accurata delle difficoltà adattive e la pianificazione di interventi terapeutici mirati.
- **Flessibilità:** Può essere utilizzato con individui di tutte le età e in vari contesti.

ESEMPIO DI CASO STUDIO

Profilo del Paziente: Alessandro, un ragazzo di 12 anni con disturbo dello spettro autistico, è stato portato dai genitori per una valutazione delle abilità adattive.

Procedura di Valutazione:

- **Preparazione:** Raccolta di informazioni preliminari dai genitori e dagli insegnanti di Alessandro riguardo alla sua storia clinica e alle preoccupazioni specifiche sulle abilità adattive.
- **Intervista con i Caregiver:** Condotta un'intervista dettagliata con i genitori di Alessandro utilizzando le VABS per raccogliere informazioni sulle sue abilità di comunicazione, vita quotidiana, socializzazione e abilità motorie.

- **Scoring:** Analisi delle risposte e delle osservazioni per ciascuna area di valutazione. Calcolo dei punteggi grezzi e conversione in punteggi standardizzati.
- **Interpretazione:** Identificazione delle difficoltà di Alessandro nelle abilità di vita quotidiana e socializzazione. Sviluppo di un piano di intervento mirato.

Risultati: Le VABS hanno rivelato che Alessandro ha difficoltà significative nelle abilità di vita quotidiana e nelle abilità sociali, che influenzano la sua capacità di funzionare in modo indipendente. Questi dati hanno guidato la formulazione di un piano di intervento per migliorare le sue abilità adattive e supportare la sua indipendenza.

CONCLUSIONE

Le Vineland Adaptive Behavior Scales (VABS) sono uno strumento essenziale per logopedisti, insegnanti e altri professionisti che lavorano con individui che presentano difficoltà nelle abilità adattive. La loro capacità di fornire una valutazione dettagliata e standardizzata delle abilità adattive le rende uno strumento inestimabile per la diagnosi, l'intervento e il monitoraggio del progresso dei pazienti.

SEZIONE III: TECNICHE DI INTERVENTO

TERAPIA DELLA FLUENZA

Introduzione e Definizione

La terapia della fluenza è un intervento terapeutico volto a migliorare la fluidità del linguaggio nei bambini e negli adulti che presentano disturbi della fluenza verbale, come la balbuzie e il cluttering. La balbuzie è caratterizzata da interruzioni involontarie del flusso verbale, mentre il cluttering si manifesta con un discorso rapido e disorganizzato. La terapia della fluenza mira a ridurre la frequenza e la gravità delle disfluenze, migliorando la comunicazione e la qualità della vita del paziente.

Obiettivi della Terapia della Fluenza

Gli obiettivi principali della terapia della fluenza includono:

- **Migliorare la fluidità del linguaggio:** Ridurre la frequenza e la gravità delle disfluenze.
- **Aumentare la consapevolezza:** Aiutare il paziente a riconoscere e gestire i momenti di disfluenza.
- **Sviluppare strategie di coping:** Insegnare tecniche e strategie per gestire la balbuzie e il cluttering.
- **Promuovere la comunicazione efficace:** Migliorare la capacità del paziente di comunicare in modo chiaro e fluente.
- **Migliorare la qualità della vita:** Ridurre l'ansia e l'impatto negativo dei disturbi della fluenza sulla vita quotidiana del paziente.

Componenti della Terapia della Fluenza

La terapia della fluenza comprende diverse tecniche e approcci, che possono essere combinati e adattati alle esigenze specifiche del paziente. Le principali componenti della terapia della fluenza includono:

1. **Tecniche di Modificazione della Balbuzie:**

- **Stuttering Modification:** Tecniche che mirano a modificare il modo in cui il paziente balbetta, rendendo le disfluenze meno evidenti e meno stressanti.
- **Cancellazione:** Interruzione della parola balbettata e ripetizione fluente della parola.
- **Pull-out:** Tecnica che prevede l'uscita graduale dalla balbuzie durante la produzione del suono.

2. **Tecniche di Miglioramento della Fluenza:**
   - **Slow Speech:** Riduzione della velocità di eloquio per migliorare la fluenza.
   - **Pacing:** Uso di un ritmo regolare e controllato per migliorare la fluenza del discorso.
   - **Easy Onset:** Tecnica che prevede l'inizio dolce delle parole per prevenire la balbuzie.

3. **Tecniche di Respirazione e Rilassamento:**
   - **Respirazione Diaframmatica:** Tecniche di respirazione profonda per ridurre la tensione fisica e migliorare la fluenza.
   - **Tecniche di Rilassamento Muscolare:** Esercizi di rilassamento per ridurre la tensione muscolare e l'ansia.

4. **Tecniche di Consapevolezza e Auto-monitoraggio:**
   - **Consapevolezza del Discorso:** Insegnare al paziente a riconoscere i segnali di balbuzie e a monitorare la propria fluenza.
   - **Auto-monitoraggio:** Utilizzo di registrazioni audio e video per analizzare e migliorare la fluenza del discorso.

5. **Tecniche di Counseling e Supporto Emotivo:**
   - **Counseling Individuale:** Supporto psicologico per aiutare il paziente a gestire l'ansia e l'impatto emotivo della balbuzie.
   - **Gruppi di Supporto:** Partecipazione a gruppi di supporto per condividere esperienze e strategie con altri individui che balbettano.

PROCEDURE DI TERAPIA

La somministrazione della terapia della fluenza richiede una formazione specifica e deve essere eseguita da professionisti qualificati, come logopedisti. La procedura di terapia include:

1. **Valutazione Iniziale:**
   - Raccogliere informazioni preliminari sul paziente, inclusa la storia clinica e le preoccupazioni specifiche riguardanti la fluenza.

- Valutare la frequenza, la gravità e i tipi di disfluenze attraverso osservazioni e strumenti di valutazione standardizzati.

2. **Pianificazione dell'Intervento:**
    - Sviluppare un piano di trattamento personalizzato basato sui bisogni e sugli obiettivi specifici del paziente.
    - Stabilire obiettivi a breve e lungo termine per migliorare la fluenza del discorso.

3. **Implementazione delle Tecniche:**
    - Insegnare e praticare le tecniche di modificazione della balbuzie e di miglioramento della fluenza.
    - Fornire feedback e supporto continuo durante le sessioni terapeutiche.

4. **Monitoraggio e Revisione:**
    - Monitorare i progressi del paziente attraverso valutazioni periodiche e auto-monitoraggio.
    - Adattare il piano di trattamento in base ai progressi e alle esigenze del paziente.

VANTAGGI DELLA TERAPIA DELLA FLUENZA

La terapia della fluenza offre numerosi vantaggi per i pazienti con disturbi della fluenza:

- **Miglioramento della Fluidità:** Riduce la frequenza e la gravità delle disfluenze, migliorando la qualità del discorso.
- **Aumento della Consapevolezza:** Aiuta il paziente a riconoscere e gestire i momenti di disfluenza.
- **Strategie di Coping:** Fornisce tecniche e strategie per gestire la balbuzie e il cluttering.
- **Supporto Emotivo:** Riduce l'ansia e l'impatto emotivo dei disturbi della fluenza, migliorando la qualità della vita del paziente.
- **Comunicazione Efficace:** Migliora la capacità del paziente di comunicare in modo chiaro e fluente.

ESEMPIO DI CASO STUDIO

Profilo del Paziente: Luca, un ragazzo di 15 anni, è stato portato dai genitori per una valutazione della fluenza a causa di difficoltà nella comunicazione verbale e balbuzie persistente.

Procedura di Terapia:

- **Valutazione Iniziale:** Raccogliere informazioni preliminari dai genitori di Luca riguardo alla sua storia clinica e alle preoccupazioni specifiche sulla fluenza. Valutazione della frequenza e della gravità delle disfluenze attraverso osservazioni e strumenti di valutazione standardizzati.
- **Pianificazione dell'Intervento:** Sviluppo di un piano di trattamento personalizzato con obiettivi a breve e lungo termine per migliorare la fluenza del discorso di Luca.
- **Implementazione delle Tecniche:** Insegnamento e pratica delle tecniche di modificazione della balbuzie e di miglioramento della fluenza, inclusi slow speech, pacing e easy onset.
- **Monitoraggio e Revisione:** Monitoraggio dei progressi di Luca attraverso valutazioni periodiche e auto-monitoraggio. Adattamento del piano di trattamento in base ai progressi e alle esigenze di Luca.

Risultati: La terapia della fluenza ha aiutato Luca a ridurre significativamente la frequenza e la gravità delle sue disfluenze. Luca ha acquisito una maggiore consapevolezza del suo discorso e ha imparato a utilizzare tecniche efficaci per gestire i momenti di balbuzie. Questi miglioramenti hanno portato a una maggiore fiducia in se stesso e a una comunicazione più efficace.

CONCLUSIONE

La terapia della fluenza è uno strumento essenziale per i logopedisti e altri professionisti che lavorano con individui che presentano disturbi della fluenza verbale, come la balbuzie e il cluttering. La sua capacità di fornire tecniche e strategie efficaci per migliorare la fluidità del discorso e ridurre l'impatto emotivo delle disfluenze lo rende uno strumento inestimabile per la diagnosi, l'intervento e il monitoraggio del progresso dei pazienti.

MODELLI DI FLUENZA

Introduzione e Definizione

I modelli di fluenza sono approcci terapeutici utilizzati per migliorare la fluidità del linguaggio nei bambini e negli adulti con disturbi della fluenza verbale, come la balbuzie e il cluttering. Questi modelli si basano su diverse tecniche e strategie che mirano a modificare il comportamento del parlato, promuovendo una produzione del linguaggio più fluida e meno disfluent. L'obiettivo è aiutare i pazienti a sviluppare una fluenza stabile e a ridurre l'ansia e lo stress associati ai disturbi della fluenza.

Obiettivi dei Modelli di Fluenza

Gli obiettivi principali dei modelli di fluenza includono:

- **Migliorare la fluidità del linguaggio:** Ridurre la frequenza e la gravità delle disfluenze.
- **Aumentare la consapevolezza:** Aiutare il paziente a riconoscere e gestire i momenti di disfluenza.
- **Sviluppare strategie di coping:** Insegnare tecniche e strategie per gestire la balbuzie e il cluttering.
- **Promuovere la comunicazione efficace:** Migliorare la capacità del paziente di comunicare in modo chiaro e fluente.
- **Migliorare la qualità della vita:** Ridurre l'ansia e l'impatto negativo dei disturbi della fluenza sulla vita quotidiana del paziente.

Principali Modelli di Fluenza

I principali modelli di fluenza includono tecniche di modificazione della balbuzie e tecniche di miglioramento della fluenza. Ogni modello può essere adattato alle esigenze specifiche del paziente.

1. **Tecniche di Modificazione della Balbuzie:**
    - **Stuttering Modification:** Tecniche che mirano a modificare il modo in cui il paziente balbetta, rendendo le disfluenze meno evidenti e meno stressanti.
        - **Cancellazione:** Interruzione della parola balbettata e ripetizione fluente della parola.

- **Pull-out:** Tecnica che prevede l'uscita graduale dalla balbuzie durante la produzione del suono.
- **Preparatory Set:** Preparazione della parola prima di pronunciarla, anticipando le difficoltà e adottando strategie per pronunciarla fluentemente.

2. **Tecniche di Miglioramento della Fluenza:**
   - **Slow Speech:** Riduzione della velocità di eloquio per migliorare la fluenza.
   - **Pacing:** Uso di un ritmo regolare e controllato per migliorare la fluenza del discorso.
   - **Easy Onset:** Tecnica che prevede l'inizio dolce delle parole per prevenire la balbuzie.
   - **Prolonged Speech:** Estensione delle vocali e dei suoni consonantici per migliorare la fluenza del discorso.

3. **Tecniche di Respirazione e Rilassamento:**
   - **Respirazione Diaframmatica:** Tecniche di respirazione profonda per ridurre la tensione fisica e migliorare la fluenza.
   - **Tecniche di Rilassamento Muscolare:** Esercizi di rilassamento per ridurre la tensione muscolare e l'ansia.

4. **Tecniche di Consapevolezza e Auto-monitoraggio:**
   - **Consapevolezza del Discorso:** Insegnare al paziente a riconoscere i segnali di balbuzie e a monitorare la propria fluenza.
   - **Auto-monitoraggio:** Utilizzo di registrazioni audio e video per analizzare e migliorare la fluenza del discorso.

5. **Tecniche di Counseling e Supporto Emotivo:**
   - **Counseling Individuale:** Supporto psicologico per aiutare il paziente a gestire l'ansia e l'impatto emotivo della balbuzie.
   - **Gruppi di Supporto:** Partecipazione a gruppi di supporto per condividere esperienze e strategie con altri individui che balbettano.

PROCEDURE DI TERAPIA

La somministrazione dei modelli di fluenza richiede una formazione specifica e deve essere eseguita da professionisti qualificati, come logopedisti. La procedura di terapia include:

1. **Valutazione Iniziale:**
   - Raccogliere informazioni preliminari sul paziente, inclusa la storia clinica e le preoccupazioni specifiche riguardanti la fluenza.

- Valutare la frequenza, la gravità e i tipi di disfluenze attraverso osservazioni e strumenti di valutazione standardizzati.

2. **Pianificazione dell'Intervento:**
   - Sviluppare un piano di trattamento personalizzato basato sui bisogni e sugli obiettivi specifici del paziente.
   - Stabilire obiettivi a breve e lungo termine per migliorare la fluenza del discorso.

3. **Implementazione delle Tecniche:**
   - Insegnare e praticare le tecniche di modificazione della balbuzie e di miglioramento della fluenza.
   - Fornire feedback e supporto continuo durante le sessioni terapeutiche.

4. **Monitoraggio e Revisione:**
   - Monitorare i progressi del paziente attraverso valutazioni periodiche e auto-monitoraggio.
   - Adattare il piano di trattamento in base ai progressi e alle esigenze del paziente.

VANTAGGI DEI MODELLI DI FLUENZA

I modelli di fluenza offrono numerosi vantaggi per i pazienti con disturbi della fluenza:

- **Miglioramento della Fluidità:** Riduce la frequenza e la gravità delle disfluenze, migliorando la qualità del discorso.
- **Aumento della Consapevolezza:** Aiuta il paziente a riconoscere e gestire i momenti di disfluenza.
- **Strategie di Coping:** Fornisce tecniche e strategie per gestire la balbuzie e il cluttering.
- **Supporto Emotivo:** Riduce l'ansia e l'impatto emotivo dei disturbi della fluenza, migliorando la qualità della vita del paziente.
- **Comunicazione Efficace:** Migliora la capacità del paziente di comunicare in modo chiaro e fluente.

ESEMPIO DI CASO STUDIO

Profilo del Paziente: Sofia, una ragazza di 16 anni, è stata portata dai genitori per una valutazione della fluenza a causa di difficoltà nella comunicazione verbale e balbuzie persistente.

Procedura di Terapia:

- **Valutazione Iniziale:** Raccogliere informazioni preliminari dai genitori di Sofia riguardo alla sua storia clinica e alle preoccupazioni specifiche sulla fluenza. Valutazione della frequenza e della gravità delle disfluenze attraverso osservazioni e strumenti di valutazione standardizzati.
- **Pianificazione dell'Intervento:** Sviluppo di un piano di trattamento personalizzato con obiettivi a breve e lungo termine per migliorare la fluenza del discorso di Sofia.
- **Implementazione delle Tecniche:** Insegnamento e pratica delle tecniche di stuttering modification e miglioramento della fluenza, inclusi slow speech, easy onset e respirazione diaframmatica.
- **Monitoraggio e Revisione:** Monitoraggio dei progressi di Sofia attraverso valutazioni periodiche e auto-monitoraggio. Adattamento del piano di trattamento in base ai progressi e alle esigenze di Sofia.

Risultati: I modelli di fluenza hanno aiutato Sofia a ridurre significativamente la frequenza e la gravità delle sue disfluenze. Sofia ha acquisito una maggiore consapevolezza del suo discorso e ha imparato a utilizzare tecniche efficaci per gestire i momenti di balbuzie. Questi miglioramenti hanno portato a una maggiore fiducia in se stessa e a una comunicazione più efficace.

CONCLUSIONE

I modelli di fluenza sono strumenti essenziali per i logopedisti e altri professionisti che lavorano con individui che presentano disturbi della fluenza verbale, come la balbuzie e il cluttering. La loro capacità di fornire tecniche e strategie efficaci per migliorare la fluidità del discorso e ridurre l'impatto emotivo delle disfluenze li rende strumenti inestimabili per la diagnosi, l'intervento e il monitoraggio del progresso dei pazienti.

INTERVENTI COMPORTAMENTALI

Introduzione e Definizione

Gli interventi comportamentali sono approcci terapeutici basati sui principi del comportamento e dell'apprendimento, utilizzati per modificare e migliorare comportamenti specifici nei bambini e negli adulti. Questi interventi si basano sul rinforzo positivo, sulla modellazione e sulle tecniche di gestione del comportamento per promuovere comportamenti desiderati e ridurre quelli indesiderati. Gli interventi comportamentali sono comunemente utilizzati per trattare una vasta gamma di disturbi, tra cui i disturbi dello spettro autistico, i disturbi del comportamento e i disturbi dell'attenzione.

Obiettivi degli Interventi Comportamentali

Gli obiettivi principali degli interventi comportamentali includono:

- **Modificare comportamenti specifici:** Ridurre i comportamenti problematici e promuovere comportamenti adattivi.
- **Insegnare nuove abilità:** Sviluppare abilità sociali, comunicative e adattive.
- **Promuovere l'autonomia:** Aumentare l'indipendenza del paziente nelle attività quotidiane.
- **Migliorare la qualità della vita:** Ridurre lo stress e migliorare il benessere generale del paziente e della sua famiglia.

Componenti degli Interventi Comportamentali

Gli interventi comportamentali comprendono diverse tecniche e strategie che possono essere adattate alle esigenze specifiche del paziente. Le principali componenti degli interventi comportamentali includono:

1. **Analisi Applicata del Comportamento (ABA):**
   - **Rinforzo Positivo:** Utilizzo di premi per aumentare la frequenza di comportamenti desiderati.
   - **Rinforzo Negativo:** Rimozione di uno stimolo avversivo per aumentare la frequenza di un comportamento desiderato.

- **Estinzione:** Riduzione di comportamenti indesiderati rimuovendo il rinforzo che li sostiene.
- **Prompting:** Fornire suggerimenti o indicazioni per aiutare il paziente a eseguire un comportamento desiderato.
- **Shaping:** Rinforzare progressivamente approssimazioni successive del comportamento desiderato.

2. **Interventi Cognitivo-Comportamentali:**
   - **Training delle Abilità Sociali:** Insegnamento di abilità sociali attraverso la modellazione, il role-playing e il rinforzo.
   - **Autocontrollo e Autogestione:** Tecniche per aiutare il paziente a monitorare e controllare i propri comportamenti.
   - **Ristrutturazione Cognitiva:** Tecniche per aiutare il paziente a identificare e modificare pensieri disfunzionali che influenzano il comportamento.

3. **Interventi Educativi e di Supporto:**
   - **Token Economy:** Sistema di rinforzo in cui i pazienti guadagnano gettoni per comportamenti desiderati che possono essere scambiati per premi.
   - **Contratti Comportamentali:** Accordi scritti tra il paziente e il terapeuta che delineano comportamenti attesi e rinforzi.

4. **Tecniche di Gestione del Comportamento:**
   - **Time-Out:** Rimozione temporanea del paziente da un ambiente rinforzante per ridurre comportamenti problematici.
   - **Conseguenze Logiche e Naturali:** Utilizzo di conseguenze appropriate e naturali per comportamenti specifici.

PROCEDURE DI INTERVENTO

La somministrazione degli interventi comportamentali richiede una formazione specifica e deve essere eseguita da professionisti qualificati, come terapeuti comportamentali, psicologi e logopedisti. La procedura di intervento include:

1. **Valutazione Iniziale:**
   - Raccogliere informazioni preliminari sul paziente, inclusa la storia clinica e le preoccupazioni specifiche riguardanti il comportamento.
   - Valutare i comportamenti problematici e identificare i fattori che li mantengono attraverso l'osservazione diretta e interviste.

2. **Pianificazione dell'Intervento:**
   - Sviluppare un piano di trattamento personalizzato basato sui bisogni e sugli obiettivi specifici del paziente.

- Stabilire obiettivi a breve e lungo termine per modificare i comportamenti problematici e promuovere comportamenti adattivi.

3. **Implementazione delle Tecniche:**
   - Insegnare e praticare le tecniche di modificazione del comportamento.
   - Fornire feedback e supporto continuo durante le sessioni terapeutiche.

4. **Monitoraggio e Revisione:**
   - Monitorare i progressi del paziente attraverso valutazioni periodiche e osservazioni.
   - Adattare il piano di trattamento in base ai progressi e alle esigenze del paziente.

VANTAGGI DEGLI INTERVENTI COMPORTAMENTALI

Gli interventi comportamentali offrono numerosi vantaggi per i pazienti con disturbi del comportamento e dell'apprendimento:

- **Modifica dei Comportamenti Problematci:** Riduce la frequenza e la gravità dei comportamenti problematici.
- **Sviluppo di Nuove Abilità:** Promuove l'acquisizione di abilità sociali, comunicative e adattive.
- **Aumento dell'Autonomia:** Migliora l'indipendenza del paziente nelle attività quotidiane.
- **Supporto Emotivo:** Riduce lo stress e l'ansia associati ai comportamenti problematici.
- **Comunicazione Efficace:** Migliora la capacità del paziente di interagire e comunicare in modo efficace.

ESEMPIO DI CASO STUDIO

Profilo del Paziente: Andrea, un ragazzo di 7 anni con disturbo dello spettro autistico, presenta comportamenti problematici come crisi di rabbia e difficoltà nelle interazioni sociali.

Procedura di Intervento:

- **Valutazione Iniziale:** Raccogliere informazioni preliminari dai genitori e dagli insegnanti di Andrea riguardo alla sua storia clinica e alle

preoccupazioni specifiche sui comportamenti. Valutazione dei comportamenti problematici attraverso osservazioni dirette e interviste.
- **Pianificazione dell'Intervento:** Sviluppo di un piano di trattamento personalizzato con obiettivi a breve e lungo termine per ridurre le crisi di rabbia e migliorare le abilità sociali di Andrea.
- **Implementazione delle Tecniche:** Utilizzo di tecniche di rinforzo positivo, shaping e training delle abilità sociali per promuovere comportamenti adattivi. Fornire feedback e supporto continuo durante le sessioni terapeutiche.
- **Monitoraggio e Revisione:** Monitoraggio dei progressi di Andrea attraverso valutazioni periodiche e osservazioni. Adattamento del piano di trattamento in base ai progressi e alle esigenze di Andrea.

Risultati: Gli interventi comportamentali hanno aiutato Andrea a ridurre significativamente la frequenza e la gravità delle sue crisi di rabbia. Andrea ha acquisito nuove abilità sociali e ha imparato a utilizzare strategie efficaci per gestire le sue emozioni. Questi miglioramenti hanno portato a una maggiore autonomia e a una migliore qualità della vita per Andrea e la sua famiglia.

CONCLUSIONE

Gli interventi comportamentali sono strumenti essenziali per i logopedisti, psicologi e altri professionisti che lavorano con individui che presentano disturbi del comportamento e dell'apprendimento. La loro capacità di fornire tecniche e strategie efficaci per modificare i comportamenti problematici e promuovere comportamenti adattivi li rende strumenti inestimabili per la diagnosi, l'intervento e il monitoraggio del progresso dei pazienti.

TERAPIA COGNITIVO-COMPORTAMENTALE (CBT)

Introduzione e Definizione

La Terapia Cognitivo-Comportamentale (CBT) è un approccio terapeutico basato sull'evidenza che combina principi della psicologia cognitiva e comportamentale per trattare una vasta gamma di disturbi emotivi, comportamentali e psicologici. La CBT si focalizza sull'identificazione e la modificazione dei pensieri disfunzionali e dei comportamenti maladattivi che contribuiscono ai problemi emotivi. È utilizzata per trattare disturbi come la depressione, l'ansia, i disturbi alimentari, il disturbo ossessivo-compulsivo (OCD) e i disturbi dello spettro autistico.

Obiettivi della CBT

Gli obiettivi principali della CBT includono:

- **Modificare pensieri disfunzionali:** Identificare e modificare i pensieri negativi o irrazionali che contribuiscono ai problemi emotivi.
- **Cambiare comportamenti maladattivi:** Sviluppare e implementare strategie per modificare comportamenti negativi o disfunzionali.
- **Promuovere abilità di coping:** Insegnare tecniche per affrontare e gestire lo stress e le difficoltà emotive.
- **Migliorare la qualità della vita:** Ridurre i sintomi dei disturbi emotivi e comportamentali, migliorando il benessere generale del paziente.

Componenti della CBT

La CBT comprende diverse tecniche e strategie che possono essere adattate alle esigenze specifiche del paziente. Le principali componenti della CBT includono:

1. **Ristrutturazione Cognitiva:**
    - **Identificazione dei Pensieri Disfunzionali:** Riconoscere pensieri negativi, irrazionali o distorti.
    - **Sfidare i Pensieri Negativi:** Mettere in discussione la veridicità e l'utilità dei pensieri disfunzionali.
    - **Sostituzione con Pensieri Positivi:** Sostituire pensieri negativi con pensieri più realistici e positivi.

2. **Tecniche Comportamentali:**
   - **Esposizione e Desensibilizzazione Sistemica:** Esporre gradualmente il paziente a situazioni temute per ridurre l'ansia.
   - **Training delle Abilità Sociali:** Insegnare abilità sociali attraverso la modellazione, il role-playing e il rinforzo.
   - **Attivazione Comportamentale:** Incrementare la partecipazione del paziente in attività piacevoli e significative.
3. **Tecniche di Coping e Gestione dello Stress:**
   - **Tecniche di Rilassamento:** Utilizzare tecniche di rilassamento muscolare progressivo e respirazione diaframmatica per ridurre lo stress.
   - **Mindfulness:** Praticare la consapevolezza per aumentare la consapevolezza del momento presente e ridurre lo stress.
4. **Auto-Monitoraggio e Diario dei Pensieri:**
   - **Auto-Monitoraggio:** Monitorare i pensieri, le emozioni e i comportamenti per identificare schemi disfunzionali.
   - **Diario dei Pensieri:** Registrare pensieri, emozioni e risposte comportamentali per facilitare la ristrutturazione cognitiva.

PROCEDURE DI TERAPIA

La somministrazione della CBT richiede una formazione specifica e deve essere eseguita da professionisti qualificati, come psicologi, terapeuti e logopedisti. La procedura di terapia include:

1. **Valutazione Iniziale:**
   - Raccogliere informazioni preliminari sul paziente, inclusa la storia clinica e le preoccupazioni specifiche riguardanti i pensieri e i comportamenti.
   - Valutare i pensieri disfunzionali e i comportamenti maladattivi attraverso interviste e strumenti di valutazione standardizzati.
2. **Pianificazione dell'Intervento:**
   - Sviluppare un piano di trattamento personalizzato basato sui bisogni e sugli obiettivi specifici del paziente.
   - Stabilire obiettivi a breve e lungo termine per modificare i pensieri disfunzionali e i comportamenti maladattivi.
3. **Implementazione delle Tecniche:**
   - Insegnare e praticare le tecniche di ristrutturazione cognitiva e le tecniche comportamentali.
   - Fornire feedback e supporto continuo durante le sessioni terapeutiche.
4. **Monitoraggio e Revisione:**

- o Monitorare i progressi del paziente attraverso valutazioni periodiche e auto-monitoraggio.
- o Adattare il piano di trattamento in base ai progressi e alle esigenze del paziente.

Vantaggi della CBT

La CBT offre numerosi vantaggi per i pazienti con disturbi emotivi, comportamentali e psicologici:

- **Modifica dei Pensieri Disfunzionali:** Aiuta il paziente a riconoscere e modificare i pensieri negativi o irrazionali.
- **Cambiamento dei Comportamenti Maladattivi:** Promuove lo sviluppo di comportamenti adattivi e positivi.
- **Sviluppo di Abilità di Coping:** Insegna tecniche efficaci per affrontare e gestire lo stress e le difficoltà emotive.
- **Supporto Emotivo:** Riduce i sintomi dei disturbi emotivi e comportamentali, migliorando il benessere generale del paziente.
- **Flessibilità e Adattabilità:** Può essere adattata a una vasta gamma di disturbi e condizioni.

Esempio di Caso Studio

Profilo del Paziente: Giulia, una ragazza di 14 anni, è stata portata dai genitori per una valutazione a causa di ansia persistente e difficoltà nelle interazioni sociali.

Procedura di Terapia:

- **Valutazione Iniziale:** Raccogliere informazioni preliminari dai genitori di Giulia riguardo alla sua storia clinica e alle preoccupazioni specifiche sull'ansia e le difficoltà sociali. Valutazione dei pensieri disfunzionali e dei comportamenti maladattivi attraverso interviste e questionari.
- **Pianificazione dell'Intervento:** Sviluppo di un piano di trattamento personalizzato con obiettivi a breve e lungo termine per ridurre l'ansia e migliorare le abilità sociali di Giulia.
- **Implementazione delle Tecniche:** Insegnamento e pratica delle tecniche di ristrutturazione cognitiva e delle tecniche comportamentali, inclusa l'esposizione graduale a situazioni sociali temute e il training delle abilità sociali.

- **Monitoraggio e Revisione:** Monitoraggio dei progressi di Giulia attraverso valutazioni periodiche e auto-monitoraggio. Adattamento del piano di trattamento in base ai progressi e alle esigenze di Giulia.

Risultati: La CBT ha aiutato Giulia a ridurre significativamente la sua ansia e a migliorare le sue abilità sociali. Giulia ha acquisito una maggiore consapevolezza dei suoi pensieri disfunzionali e ha imparato a utilizzare tecniche efficaci per gestire l'ansia e affrontare situazioni sociali. Questi miglioramenti hanno portato a una maggiore fiducia in se stessa e a una migliore qualità della vita.

CONCLUSIONE

La Terapia Cognitivo-Comportamentale (CBT) è uno strumento essenziale per psicologi, terapeuti e altri professionisti che lavorano con individui che presentano disturbi emotivi, comportamentali e psicologici. La sua capacità di fornire tecniche e strategie efficaci per modificare i pensieri disfunzionali e i comportamenti maladattivi la rende uno strumento inestimabile per la diagnosi, l'intervento e il monitoraggio del progresso dei pazienti.

COINVOLGIMENTO DELLA FAMIGLIA

Introduzione e Definizione

Il coinvolgimento della famiglia è un approccio terapeutico che riconosce l'importanza del ruolo della famiglia nel supportare e migliorare l'efficacia degli interventi terapeutici per bambini e adulti con disturbi del linguaggio, della comunicazione e comportamentali. Questo approccio si basa sulla collaborazione tra professionisti della salute e i membri della famiglia per creare un ambiente di supporto che promuova lo sviluppo e il benessere del paziente.

Obiettivi del Coinvolgimento della Famiglia

Gli obiettivi principali del coinvolgimento della famiglia includono:

- **Migliorare i risultati terapeutici:** Rafforzare l'efficacia degli interventi terapeutici attraverso il supporto e la partecipazione attiva della famiglia.
- **Promuovere il supporto emotivo:** Fornire supporto emotivo ai membri della famiglia, aiutandoli a comprendere e gestire le sfide del disturbo del paziente.
- **Educare la famiglia:** Fornire informazioni e formazione sui disturbi del linguaggio e comportamentali e sulle strategie di intervento.
- **Aumentare l'autonomia:** Aiutare la famiglia a sviluppare competenze e strategie per sostenere il paziente nella vita quotidiana.
- **Rafforzare i legami familiari:** Promuovere relazioni positive e cooperative all'interno della famiglia.

Componenti del Coinvolgimento della Famiglia

Il coinvolgimento della famiglia comprende diverse strategie e tecniche che possono essere adattate alle esigenze specifiche del paziente e della sua famiglia. Le principali componenti includono:

1. **Educazione e Formazione della Famiglia:**
   - **Workshop e Seminari:** Offrire sessioni educative sui disturbi del linguaggio e comportamentali, sulle tecniche di intervento e sulle strategie di supporto.
   - **Materiali Educativi:** Fornire opuscoli, video e altri materiali informativi che spiegano i disturbi e le strategie di intervento.

2. **Partecipazione Attiva della Famiglia:**
    - **Coinvolgimento nelle Sessioni Terapeutiche:** Invitare i membri della famiglia a partecipare alle sessioni terapeutiche per osservare e apprendere le tecniche utilizzate.
    - **Pratica a Casa:** Insegnare alla famiglia come applicare le tecniche terapeutiche e le strategie di supporto a casa.
3. **Supporto Emotivo e Consulenza:**
    - **Counseling Familiare:** Offrire sessioni di counseling per aiutare la famiglia a gestire lo stress e le emozioni associate al disturbo del paziente.
    - **Gruppi di Supporto:** Creare gruppi di supporto per i familiari in cui possono condividere esperienze e strategie.
4. **Collaborazione Multidisciplinare:**
    - **Comunicazione Continua:** Mantenere una comunicazione aperta e continua tra i professionisti della salute e la famiglia per monitorare i progressi e adattare gli interventi.
    - **Piani di Intervento Integrati:** Sviluppare piani di intervento che coinvolgano diversi professionisti (logopedisti, psicologi, insegnanti) e la famiglia.
5. **Sviluppo delle Competenze Genitoriali:**
    - **Training delle Abilità Genitoriali:** Fornire formazione sulle tecniche di gestione del comportamento, sulle strategie di comunicazione e sul supporto emotivo.
    - **Modellamento e Role-Playing:** Utilizzare il modellamento e il role-playing per insegnare e praticare nuove abilità.

PROCEDURE DI IMPLEMENTAZIONE

La somministrazione di programmi di coinvolgimento della famiglia richiede una formazione specifica e deve essere eseguita da professionisti qualificati, come logopedisti, psicologi e terapeuti familiari. La procedura di implementazione include:

1. **Valutazione Iniziale:**
    - Raccogliere informazioni preliminari sulla famiglia e sul paziente, inclusa la storia clinica e le preoccupazioni specifiche.
    - Valutare le dinamiche familiari e identificare i bisogni e le risorse della famiglia.
2. **Pianificazione dell'Intervento:**
    - Sviluppare un piano di intervento personalizzato che coinvolga attivamente la famiglia.
    - Stabilire obiettivi a breve e lungo termine per migliorare le competenze familiari e supportare il paziente.

3. **Implementazione delle Strategie:**
   - Insegnare e praticare le tecniche e le strategie con la famiglia.
   - Fornire feedback e supporto continuo durante le sessioni terapeutiche e le attività a casa.
4. **Monitoraggio e Revisione:**
   - Monitorare i progressi del paziente e della famiglia attraverso valutazioni periodiche e feedback.
   - Adattare il piano di intervento in base ai progressi e alle esigenze della famiglia.

VANTAGGI DEL COINVOLGIMENTO DELLA FAMIGLIA

Il coinvolgimento della famiglia offre numerosi vantaggi per i pazienti e le loro famiglie:

- **Miglioramento dei Risultati Terapeutici:** Rafforza l'efficacia degli interventi terapeutici grazie al supporto continuo della famiglia.
- **Supporto Emotivo:** Riduce lo stress e l'ansia dei membri della famiglia, migliorando il benessere emotivo.
- **Educazione e Consapevolezza:** Aumenta la comprensione e la consapevolezza dei disturbi del linguaggio e comportamentali.
- **Sviluppo delle Competenze:** Promuove lo sviluppo di competenze genitoriali e strategie di gestione del comportamento.
- **Rafforzamento dei Legami Familiari:** Migliora la comunicazione e la cooperazione all'interno della famiglia.

ESEMPIO DI CASO STUDIO

Profilo del Paziente: Marta, una bambina di 7 anni con disturbo dello spettro autistico, presenta difficoltà nella comunicazione e nel comportamento.

Procedura di Intervento:

- **Valutazione Iniziale:** Raccogliere informazioni preliminari dai genitori di Marta riguardo alla sua storia clinica e alle preoccupazioni specifiche. Valutazione delle dinamiche familiari e delle risorse disponibili.
- **Pianificazione dell'Intervento:** Sviluppo di un piano di intervento personalizzato che coinvolga attivamente i genitori di Marta. Stabilire obiettivi per migliorare le competenze comunicative di Marta e le strategie di gestione del comportamento dei genitori.

- **Implementazione delle Strategie:** Insegnare ai genitori tecniche di comunicazione aumentativa e alternativa (CAA) e strategie di rinforzo positivo. Invitare i genitori a partecipare alle sessioni terapeutiche e fornire feedback continuo.
- **Monitoraggio e Revisione:** Monitorare i progressi di Marta e dei genitori attraverso valutazioni periodiche e feedback. Adattare il piano di intervento in base ai progressi e alle esigenze della famiglia.

Risultati: Il coinvolgimento della famiglia ha aiutato Marta a migliorare significativamente le sue abilità comunicative. I genitori di Marta hanno acquisito nuove competenze e strategie per gestire il comportamento di Marta e supportare il suo sviluppo. Questi miglioramenti hanno portato a una maggiore armonia e cooperazione all'interno della famiglia.

CONCLUSIONE

Il coinvolgimento della famiglia è uno strumento essenziale per i logopedisti, psicologi e altri professionisti che lavorano con individui che presentano disturbi del linguaggio, della comunicazione e comportamentali. La sua capacità di fornire supporto emotivo, educazione e strategie di intervento efficaci rende questo approccio inestimabile per migliorare i risultati terapeutici e il benessere generale del paziente e della sua famiglia.

SUPPORTO EDUCATIVO

Introduzione e Definizione

Il supporto educativo è un insieme di interventi mirati a fornire assistenza e risorse agli studenti con difficoltà di apprendimento, disturbi del linguaggio, della comunicazione o altri bisogni speciali. Questo tipo di supporto è progettato per aiutare gli studenti a raggiungere il loro massimo potenziale educativo, migliorando le loro abilità accademiche, sociali ed emotive. Il supporto educativo può essere fornito da insegnanti, logopedisti, psicologi scolastici e altri professionisti.

Obiettivi del Supporto Educativo

Gli obiettivi principali del supporto educativo includono:

- **Migliorare le abilità accademiche:** Supportare gli studenti nel raggiungimento dei loro obiettivi scolastici.
- **Promuovere lo sviluppo sociale ed emotivo:** Aiutare gli studenti a sviluppare abilità sociali e gestire le emozioni.
- **Incoraggiare l'autonomia:** Favorire l'indipendenza degli studenti nelle attività scolastiche e quotidiane.
- **Facilitare l'inclusione:** Assicurare che gli studenti con bisogni speciali partecipino pienamente alla vita scolastica.
- **Sostenere la collaborazione tra scuola e famiglia:** Coinvolgere i genitori nel processo educativo e fornire loro risorse e supporto.

Componenti del Supporto Educativo

Il supporto educativo comprende diverse strategie e interventi che possono essere adattati alle esigenze specifiche dello studente. Le principali componenti del supporto educativo includono:

1. **Piani Educativi Individualizzati (PEI):**
    - **Valutazione dei Bisogni:** Valutare le abilità e le esigenze specifiche dello studente.
    - **Definizione degli Obiettivi:** Stabilire obiettivi educativi a breve e lungo termine.

- **Strategie di Intervento:** Sviluppare strategie e attività per raggiungere gli obiettivi definiti.

2. **Insegnamento Personalizzato:**
   - **Adattamento del Curriculum:** Modificare il curriculum per soddisfare le esigenze specifiche dello studente.
   - **Metodi di Insegnamento Differenziati:** Utilizzare una varietà di metodi di insegnamento per cater ai diversi stili di apprendimento.
   - **Tecnologie Assistive:** Integrare tecnologie assistive per supportare l'apprendimento.

3. **Supporto alla Comunicazione:**
   - **Interventi di Logopedia:** Fornire terapie del linguaggio per migliorare le abilità comunicative.
   - **Comunicazione Aumentativa e Alternativa (CAA):** Utilizzare dispositivi e tecniche di CAA per facilitare la comunicazione.

4. **Supporto Comportamentale:**
   - **Gestione del Comportamento:** Implementare strategie per gestire comportamenti problematici e promuovere comportamenti positivi.
   - **Interventi Cognitivo-Comportamentali:** Utilizzare tecniche cognitivo-comportamentali per aiutare gli studenti a sviluppare abilità di coping e gestione dello stress.

5. **Supporto Sociale ed Emotivo:**
   - **Consulenza Scolastica:** Offrire consulenza per aiutare gli studenti a gestire le difficoltà emotive e sociali.
   - **Programmi di Abilità Sociali:** Insegnare abilità sociali attraverso attività strutturate e interazioni guidate.

PROCEDURE DI IMPLEMENTAZIONE

L'implementazione del supporto educativo richiede una collaborazione tra diversi professionisti, inclusi insegnanti, logopedisti, psicologi scolastici e genitori. La procedura di implementazione include:

1. **Valutazione Iniziale:**
   - Raccogliere informazioni preliminari sullo studente, inclusa la storia scolastica e le valutazioni diagnostiche.
   - Valutare le abilità accademiche, sociali ed emotive dello studente attraverso osservazioni e strumenti di valutazione standardizzati.

2. **Pianificazione dell'Intervento:**

- Sviluppare un Piano Educativo Individualizzato (PEI) basato sui bisogni e sugli obiettivi specifici dello studente.
- Stabilire obiettivi a breve e lungo termine per migliorare le abilità accademiche, sociali ed emotive dello studente.

3. **Implementazione delle Strategie:**
    - Applicare le strategie di insegnamento personalizzato, supporto alla comunicazione, gestione del comportamento e supporto sociale ed emotivo.
    - Fornire feedback continuo e supporto durante le attività scolastiche.

4. **Monitoraggio e Revisione:**
    - Monitorare i progressi dello studente attraverso valutazioni periodiche e feedback.
    - Adattare il PEI e le strategie di intervento in base ai progressi e alle esigenze dello studente.

VANTAGGI DEL SUPPORTO EDUCATIVO

Il supporto educativo offre numerosi vantaggi per gli studenti con bisogni speciali:

- **Miglioramento delle Abilità Accademiche:** Aiuta gli studenti a raggiungere i loro obiettivi scolastici.
- **Sviluppo Sociale ed Emotivo:** Promuove lo sviluppo di abilità sociali e la gestione delle emozioni.
- **Incremento dell'Autonomia:** Favorisce l'indipendenza nelle attività scolastiche e quotidiane.
- **Inclusione Scolastica:** Assicura che gli studenti con bisogni speciali partecipino pienamente alla vita scolastica.
- **Collaborazione tra Scuola e Famiglia:** Coinvolge i genitori nel processo educativo e fornisce loro risorse e supporto.

ESEMPIO DI CASO STUDIO

Profilo dello Studente: Lorenzo, un ragazzo di 10 anni con dislessia, presenta difficoltà significative nella lettura e nella scrittura.

Procedura di Intervento:

- **Valutazione Iniziale:** Raccogliere informazioni preliminari dai genitori e dagli insegnanti di Lorenzo riguardo alla sua storia scolastica e alle

difficoltà specifiche. Valutazione delle abilità di lettura e scrittura di Lorenzo attraverso test standardizzati.
- **Pianificazione dell'Intervento:** Sviluppo di un PEI per Lorenzo con obiettivi specifici per migliorare le abilità di lettura e scrittura. Adattamento del curriculum e utilizzo di metodi di insegnamento differenziati.
- **Implementazione delle Strategie:** Utilizzo di tecnologie assistive, come software di lettura e scrittura, e interventi di logopedia per supportare Lorenzo. Implementazione di programmi di rinforzo positivo per promuovere la motivazione e l'impegno.
- **Monitoraggio e Revisione:** Monitoraggio dei progressi di Lorenzo attraverso valutazioni periodiche e feedback continuo. Adattamento del PEI e delle strategie di intervento in base ai progressi e alle esigenze di Lorenzo.

Risultati: Il supporto educativo ha aiutato Lorenzo a migliorare significativamente le sue abilità di lettura e scrittura. Lorenzo ha acquisito maggiore fiducia nelle sue capacità e ha mostrato un maggiore impegno nelle attività scolastiche. La collaborazione tra scuola e famiglia ha facilitato un ambiente di apprendimento positivo e inclusivo.

CONCLUSIONE

Il supporto educativo è uno strumento essenziale per insegnanti, logopedisti, psicologi scolastici e altri professionisti che lavorano con studenti con bisogni speciali. La sua capacità di fornire strategie e risorse efficaci per migliorare le abilità accademiche, sociali ed emotive degli studenti lo rende uno strumento inestimabile per la diagnosi, l'intervento e il monitoraggio del progresso degli studenti.

TECNOLOGIE ASSISTIVE

Introduzione e Definizione

Le tecnologie assistive comprendono un'ampia gamma di strumenti, dispositivi e software progettati per migliorare le capacità funzionali delle persone con disabilità. Queste tecnologie possono aiutare a superare le barriere che impediscono l'accesso e la partecipazione alla vita quotidiana, inclusa l'istruzione, il lavoro e le attività sociali. Le tecnologie assistive sono particolarmente utili per supportare le persone con disabilità del linguaggio, della comunicazione, motorie, visive e uditive.

Obiettivi delle Tecnologie Assistive

Gli obiettivi principali delle tecnologie assistive includono:

- **Migliorare la comunicazione:** Facilitare l'espressione e la comprensione del linguaggio.
- **Supportare l'apprendimento:** Promuovere l'accesso e la partecipazione alle attività educative.
- **Aumentare l'autonomia:** Favorire l'indipendenza nelle attività quotidiane.
- **Facilitare l'inclusione sociale:** Migliorare la partecipazione alle attività sociali e comunitarie.
- **Promuovere il benessere:** Ridurre lo stress e migliorare la qualità della vita.

Tipologie di Tecnologie Assistive

Le tecnologie assistive possono essere suddivise in diverse categorie a seconda delle esigenze specifiche che soddisfano. Le principali tipologie di tecnologie assistive includono:

1. **Tecnologie per la Comunicazione Aumentativa e Alternativa (CAA):**
    - **Dispositivi di Comunicazione Alternativa:** Tablet e dispositivi specializzati con software di comunicazione per persone non verbali.

- App di Comunicazione: Applicazioni mobili che utilizzano simboli, testo e voce per facilitare la comunicazione.
- Software di Sintesi Vocale: Programmi che convertono il testo scritto in voce parlata.

2. **Tecnologie per l'Apprendimento:**
   - Software Educativi: Programmi interattivi progettati per supportare l'apprendimento in varie materie.
   - Strumenti di Supporto alla Scrittura: Software di predizione del testo, correttori ortografici e strumenti di composizione assistita.
   - Lettori di Testo: Dispositivi e software che leggono ad alta voce il testo scritto.

3. **Tecnologie per la Mobilità:**
   - Sedie a Rotelle Elettriche: Dispositivi per migliorare la mobilità delle persone con disabilità motorie.
   - Deambulatori e Ausili per la Deambulazione: Strumenti per supportare la mobilità e l'equilibrio.
   - Veicoli Modificati: Automobili e furgoni adattati per consentire la guida e il trasporto sicuri.

4. **Tecnologie per la Visione:**
   - Software di Ingrandimento: Programmi che ingrandiscono il testo e le immagini sullo schermo per le persone con disabilità visive.
   - Dispositivi di Lettura per Non Vedenti: Strumenti come i lettori di schermo e i display braille.
   - Occhiali Intelligenti: Dispositivi indossabili che forniscono supporto visivo attraverso la realtà aumentata.

5. **Tecnologie per l'Udito:**
   - Apparecchi Acustici: Dispositivi che amplificano i suoni per le persone con perdita uditiva.
   - Sistemi di Amplificazione Personale: Strumenti che migliorano l'audizione in ambienti rumorosi.
   - Sveglie e Allarmi Vibranti: Dispositivi che utilizzano vibrazioni per avvisare le persone non udenti.

PROCEDURE DI IMPLEMENTAZIONE

L'implementazione delle tecnologie assistive richiede una valutazione accurata delle esigenze del paziente e una formazione specifica. La procedura di implementazione include:

1. **Valutazione Iniziale:**

- Raccogliere informazioni preliminari sul paziente, inclusa la storia clinica e le esigenze specifiche.
- Valutare le abilità e le limitazioni del paziente attraverso osservazioni e strumenti di valutazione standardizzati.

2. **Selezione delle Tecnologie:**
   - Identificare le tecnologie assistive più appropriate in base alle esigenze e agli obiettivi del paziente.
   - Coinvolgere il paziente e la famiglia nel processo di selezione per assicurare che le tecnologie scelte siano accettabili e utilizzabili.

3. **Formazione e Supporto:**
   - Fornire formazione al paziente e ai caregiver sull'uso delle tecnologie assistive.
   - Offrire supporto continuo per risolvere eventuali problemi tecnici e adattare l'uso delle tecnologie alle esigenze del paziente.

4. **Monitoraggio e Revisione:**
   - Monitorare l'efficacia delle tecnologie assistive attraverso valutazioni periodiche.
   - Adattare e aggiornare le tecnologie assistive in base ai progressi e alle esigenze del paziente.

VANTAGGI DELLE TECNOLOGIE ASSISTIVE

Le tecnologie assistive offrono numerosi vantaggi per le persone con disabilità:

- **Miglioramento della Comunicazione:** Facilitano l'espressione e la comprensione del linguaggio, migliorando le interazioni sociali.
- **Supporto all'Apprendimento:** Promuovono l'accesso e la partecipazione alle attività educative, migliorando i risultati scolastici.
- **Aumento dell'Autonomia:** Favoriscono l'indipendenza nelle attività quotidiane, riducendo la dipendenza dagli altri.
- **Inclusione Sociale:** Migliorano la partecipazione alle attività sociali e comunitarie, aumentando il senso di appartenenza.
- **Promozione del Benessere:** Riducendo lo stress e migliorando la qualità della vita, le tecnologie assistive contribuiscono al benessere generale.

ESEMPIO DI CASO STUDIO

Profilo del Paziente: Anna, una ragazza di 8 anni con paralisi cerebrale, presenta difficoltà nella comunicazione verbale e nella mobilità.

Procedura di Intervento:

- **Valutazione Iniziale:** Raccogliere informazioni preliminari dai genitori di Anna riguardo alla sua storia clinica e alle esigenze specifiche. Valutazione delle abilità comunicative e motorie di Anna attraverso test standardizzati.
- **Selezione delle Tecnologie:** Identificazione delle tecnologie assistive più appropriate, tra cui un dispositivo di comunicazione aumentativa e alternativa (CAA) e una sedia a rotelle elettrica.
- **Formazione e Supporto:** Fornire formazione ad Anna e ai suoi genitori sull'uso del dispositivo CAA e della sedia a rotelle elettrica. Offrire supporto continuo per risolvere eventuali problemi tecnici.
- **Monitoraggio e Revisione:** Monitoraggio dei progressi di Anna attraverso valutazioni periodiche e feedback continuo. Adattamento delle tecnologie assistive in base ai progressi e alle esigenze di Anna.

Risultati: Le tecnologie assistive hanno aiutato Anna a migliorare significativamente le sue abilità comunicative e la sua mobilità. Anna ha acquisito maggiore autonomia nelle attività quotidiane e ha mostrato un aumento della partecipazione alle attività scolastiche e sociali. La collaborazione tra i professionisti della salute e la famiglia di Anna ha facilitato un ambiente di supporto e inclusione.

CONCLUSIONE

Le tecnologie assistive sono strumenti essenziali per logopedisti, insegnanti, psicologi e altri professionisti che lavorano con persone con disabilità. La loro capacità di fornire supporto personalizzato e migliorare le abilità funzionali rende queste tecnologie inestimabili per la diagnosi, l'intervento e il monitoraggio del progresso dei pazienti.

COMUNICAZIONE AUMENTATIVA E ALTERNATIVA (CAA)

Introduzione e Definizione

La Comunicazione Aumentativa e Alternativa (CAA) comprende un insieme di strategie, tecniche e strumenti utilizzati per supportare e migliorare la capacità di comunicazione delle persone con difficoltà nel linguaggio verbale. La CAA è utilizzata per compensare temporaneamente o permanentemente i problemi di comunicazione e può includere metodi non verbali, come gesti, simboli, immagini e dispositivi tecnologici. La CAA è particolarmente utile per le persone con disturbi del linguaggio, disabilità intellettive, disturbi dello spettro autistico, paralisi cerebrale e altre condizioni che limitano la comunicazione verbale.

Obiettivi della CAA

Gli obiettivi principali della CAA includono:

- **Migliorare la comunicazione:** Facilitare l'espressione e la comprensione del linguaggio.
- **Promuovere l'autonomia:** Aumentare l'indipendenza nelle attività quotidiane attraverso una comunicazione efficace.
- **Favorire l'inclusione sociale:** Migliorare la partecipazione alle attività sociali e comunitarie.
- **Sostenere lo sviluppo cognitivo e linguistico:** Stimolare le abilità cognitive e linguistiche attraverso l'uso di metodi alternativi di comunicazione.
- **Migliorare la qualità della vita:** Ridurre la frustrazione e migliorare il benessere generale.

Tipologie di CAA

La CAA può essere suddivisa in due principali categorie: non tecnologica (bassa tecnologia) e tecnologica (alta tecnologia).

1. **CAA Non Tecnologica (Bassa Tecnologia):**
    - **Gesti e Segni Manuali:** Utilizzo di gesti e segni per comunicare messaggi.

- **Tabelle di Comunicazione:** Tabelle con simboli, immagini o parole che l'utente può indicare per esprimere desideri e bisogni.
- **Libri di Comunicazione:** Libri contenenti una varietà di simboli e immagini organizzati tematicamente.

2. **CAA Tecnologica (Alta Tecnologia):**
   - **Dispositivi di Comunicazione Alternativa (DCA):** Dispositivi elettronici portatili che utilizzano simboli, testo e voce sintetizzata per facilitare la comunicazione.
   - **App di Comunicazione:** Applicazioni mobili progettate per dispositivi tablet e smartphone che supportano la comunicazione tramite immagini, testo e voce.
   - **Software di Sintesi Vocale:** Programmi che convertono il testo digitato in voce parlata.

PROCEDURE DI IMPLEMENTAZIONE

L'implementazione della CAA richiede una valutazione accurata delle esigenze del paziente e una formazione specifica per l'uso delle tecniche e degli strumenti. La procedura di implementazione include:

1. **Valutazione Iniziale:**
   - Raccogliere informazioni preliminari sul paziente, inclusa la storia clinica e le abilità comunicative attuali.
   - Valutare le capacità cognitive, motorie e sensoriali del paziente per determinare le tecniche e gli strumenti di CAA più appropriati.

2. **Selezione delle Tecniche e degli Strumenti:**
   - Identificare le tecniche e gli strumenti di CAA più adatti in base alle esigenze e agli obiettivi del paziente.
   - Coinvolgere il paziente e la famiglia nel processo di selezione per assicurare che le soluzioni scelte siano accettabili e utilizzabili.

3. **Formazione e Supporto:**
   - Fornire formazione al paziente, ai caregiver e agli educatori sull'uso delle tecniche e degli strumenti di CAA.
   - Offrire supporto continuo per risolvere eventuali problemi tecnici e adattare l'uso delle tecnologie alle esigenze del paziente.

4. **Monitoraggio e Revisione:**
   - Monitorare l'efficacia delle tecniche e degli strumenti di CAA attraverso valutazioni periodiche.

- Adattare e aggiornare le soluzioni di CAA in base ai progressi e alle esigenze del paziente.

VANTAGGI DELLA CAA

La CAA offre numerosi vantaggi per le persone con difficoltà di comunicazione:

- **Miglioramento della Comunicazione:** Facilita l'espressione e la comprensione del linguaggio, migliorando le interazioni sociali.
- **Aumento dell'Autonomia:** Favorisce l'indipendenza nelle attività quotidiane, riducendo la dipendenza dagli altri.
- **Inclusione Sociale:** Migliora la partecipazione alle attività sociali e comunitarie, aumentando il senso di appartenenza.
- **Sviluppo Cognitivo e Linguistico:** Stimola le abilità cognitive e linguistiche attraverso l'uso di metodi alternativi di comunicazione.
- **Promozione del Benessere:** Riduce la frustrazione e migliora la qualità della vita, aumentando il benessere generale.

ESEMPIO DI CASO STUDIO

Profilo del Paziente: Marco, un bambino di 5 anni con disturbo dello spettro autistico, presenta difficoltà significative nella comunicazione verbale.

Procedura di Intervento:

- **Valutazione Iniziale:** Raccogliere informazioni preliminari dai genitori di Marco riguardo alla sua storia clinica e alle sue abilità comunicative attuali. Valutazione delle capacità cognitive, motorie e sensoriali di Marco.
- **Selezione delle Tecniche e degli Strumenti:** Identificazione delle tecniche di CAA più appropriate, tra cui una tabella di comunicazione con simboli e un'app di comunicazione su tablet.
- **Formazione e Supporto:** Fornire formazione ai genitori e agli insegnanti di Marco sull'uso della tabella di comunicazione e dell'app. Offrire supporto continuo per risolvere eventuali problemi tecnici.
- **Monitoraggio e Revisione:** Monitoraggio dei progressi di Marco attraverso valutazioni periodiche e feedback continuo. Adattamento delle tecniche e degli strumenti di CAA in base ai progressi e alle esigenze di Marco.

Risultati: La CAA ha aiutato Marco a migliorare significativamente le sue abilità comunicative. Marco ha acquisito maggiore autonomia nelle attività quotidiane e ha mostrato un aumento della partecipazione alle attività scolastiche e sociali. La collaborazione tra i professionisti della salute e la famiglia di Marco ha facilitato un ambiente di supporto e inclusione.

CONCLUSIONE

La Comunicazione Aumentativa e Alternativa (CAA) è uno strumento essenziale per logopedisti, insegnanti, psicologi e altri professionisti che lavorano con persone con difficoltà di comunicazione. La sua capacità di fornire supporto personalizzato e migliorare le abilità comunicative rende la CAA inestimabile per la diagnosi, l'intervento e il monitoraggio del progresso dei pazienti.

TUTORAGGIO INDIVIDUALE

Introduzione e Definizione

Il tutoraggio individuale è un intervento educativo personalizzato che fornisce supporto accademico, comportamentale e socio-emotivo a studenti con difficoltà di apprendimento o altre esigenze speciali. Il tutoraggio può essere fornito da insegnanti specializzati, logopedisti, psicologi scolastici, tutor privati o altri professionisti qualificati. Questo approccio mira a migliorare le abilità accademiche dello studente, a promuovere l'autonomia e a favorire l'inclusione scolastica.

Obiettivi del Tutoraggio Individuale

Gli obiettivi principali del tutoraggio individuale includono:

- **Migliorare le abilità accademiche:** Supportare gli studenti nel raggiungimento dei loro obiettivi scolastici.
- **Promuovere l'autonomia:** Aumentare l'indipendenza degli studenti nelle attività scolastiche.
- **Sostenere lo sviluppo socio-emotivo:** Aiutare gli studenti a sviluppare abilità sociali e a gestire le emozioni.
- **Facilitare l'inclusione scolastica:** Assicurare che gli studenti con bisogni speciali partecipino pienamente alla vita scolastica.
- **Rafforzare la motivazione e l'autostima:** Incoraggiare un atteggiamento positivo verso l'apprendimento.

Componenti del Tutoraggio Individuale

Il tutoraggio individuale comprende diverse strategie e interventi che possono essere adattati alle esigenze specifiche dello studente. Le principali componenti del tutoraggio individuale includono:

1. **Valutazione delle Esigenze:**
    - **Valutazione Diagnostica:** Identificare le difficoltà accademiche, comportamentali e socio-emotive dello studente.
    - **Definizione degli Obiettivi:** Stabilire obiettivi a breve e lungo termine in base alle esigenze specifiche dello studente.
2. **Piani Educativi Personalizzati (PEP):**

- o **Sviluppo del PEP:** Creare un piano educativo personalizzato che delinei gli obiettivi, le strategie di intervento e le risorse necessarie.
- o **Monitoraggio del PEP:** Valutare regolarmente i progressi dello studente e adattare il piano educativo secondo necessità.

3. **Metodi di Insegnamento Differenziati:**
   - o **Istruzione Individualizzata:** Adattare le strategie di insegnamento allo stile di apprendimento e al livello di abilità dello studente.
   - o **Tecniche di Apprendimento Attivo:** Utilizzare attività pratiche e interattive per coinvolgere lo studente nell'apprendimento.

4. **Supporto Accademico:**
   - o **Ripetizioni e Spiegazioni Aggiuntive:** Fornire spiegazioni dettagliate e ripetizioni delle lezioni per migliorare la comprensione.
   - o **Esercizi Pratici:** Utilizzare esercizi e attività per rinforzare le abilità apprese.

5. **Sviluppo delle Abilità Socio-Emotive:**
   - o **Training delle Abilità Sociali:** Insegnare abilità sociali attraverso attività strutturate e role-playing.
   - o **Gestione delle Emozioni:** Fornire strategie per gestire lo stress, l'ansia e altre emozioni difficili.

6. **Coinvolgimento della Famiglia:**
   - o **Collaborazione con i Genitori:** Coinvolgere i genitori nel processo educativo e fornire loro risorse e supporto.
   - o **Comunicazione Continua:** Mantenere una comunicazione aperta e regolare con la famiglia per monitorare i progressi dello studente.

PROCEDURE DI IMPLEMENTAZIONE

L'implementazione del tutoraggio individuale richiede una pianificazione accurata e una collaborazione tra diversi professionisti. La procedura di implementazione include:

1. **Valutazione Iniziale:**
   - o Raccogliere informazioni preliminari sullo studente, inclusa la storia scolastica e le difficoltà specifiche.
   - o Valutare le abilità accademiche, comportamentali e socio-emotive dello studente attraverso osservazioni e strumenti di valutazione standardizzati.
2. **Pianificazione dell'Intervento:**

- Sviluppare un piano educativo personalizzato (PEP) basato sui bisogni e sugli obiettivi specifici dello studente.
- Stabilire obiettivi a breve e lungo termine per migliorare le abilità accademiche e socio-emotive dello studente.

3. **Implementazione delle Strategie:**
   - Applicare le strategie di insegnamento personalizzato e il supporto accademico.
   - Fornire feedback continuo e supporto durante le attività scolastiche.

4. **Monitoraggio e Revisione:**
   - Monitorare i progressi dello studente attraverso valutazioni periodiche e feedback.
   - Adattare il PEP e le strategie di intervento in base ai progressi e alle esigenze dello studente.

VANTAGGI DEL TUTORAGGIO INDIVIDUALE

Il tutoraggio individuale offre numerosi vantaggi per gli studenti con bisogni speciali:

- **Miglioramento delle Abilità Accademiche:** Aiuta gli studenti a raggiungere i loro obiettivi scolastici e a migliorare le loro competenze.
- **Sviluppo Socio-Emotivo:** Promuove lo sviluppo di abilità sociali e la gestione delle emozioni.
- **Incremento dell'Autonomia:** Favorisce l'indipendenza degli studenti nelle attività scolastiche e quotidiane.
- **Inclusione Scolastica:** Assicura che gli studenti con bisogni speciali partecipino pienamente alla vita scolastica.
- **Rafforzamento della Motivazione:** Incoraggia un atteggiamento positivo verso l'apprendimento e aumenta l'autostima.

ESEMPIO DI CASO STUDIO

Profilo dello Studente: Sofia, una ragazza di 12 anni con dislessia, presenta difficoltà significative nella lettura e nella scrittura.

Procedura di Intervento:

- **Valutazione Iniziale:** Raccogliere informazioni preliminari dai genitori e dagli insegnanti di Sofia riguardo alla sua storia scolastica e alle difficoltà specifiche. Valutazione delle abilità di lettura e scrittura di Sofia attraverso test standardizzati.

- **Pianificazione dell'Intervento:** Sviluppo di un piano educativo personalizzato (PEP) per Sofia con obiettivi specifici per migliorare le abilità di lettura e scrittura. Adattamento delle strategie di insegnamento e utilizzo di metodi di apprendimento attivo.
- **Implementazione delle Strategie:** Utilizzo di esercizi pratici, ripetizioni e spiegazioni aggiuntive per supportare Sofia. Implementazione di programmi di rinforzo positivo per promuovere la motivazione e l'impegno.
- **Monitoraggio e Revisione:** Monitoraggio dei progressi di Sofia attraverso valutazioni periodiche e feedback continuo. Adattamento del PEP e delle strategie di intervento in base ai progressi e alle esigenze di Sofia.

Risultati: Il tutoraggio individuale ha aiutato Sofia a migliorare significativamente le sue abilità di lettura e scrittura. Sofia ha acquisito maggiore fiducia nelle sue capacità e ha mostrato un maggiore impegno nelle attività scolastiche. La collaborazione tra scuola e famiglia ha facilitato un ambiente di apprendimento positivo e inclusivo.

CONCLUSIONE

Il tutoraggio individuale è uno strumento essenziale per insegnanti, logopedisti, psicologi scolastici e altri professionisti che lavorano con studenti con bisogni speciali. La sua capacità di fornire supporto personalizzato e migliorare le abilità accademiche, socio-emotive e comportamentali degli studenti lo rende uno strumento inestimabile per la diagnosi, l'intervento e il monitoraggio del progresso degli studenti.

STRATEGIE COMPENSATIVE

Introduzione e Definizione

Le strategie compensative sono tecniche e strumenti progettati per aiutare le persone con difficoltà di apprendimento o disabilità a superare le loro limitazioni e a migliorare le loro capacità funzionali. Queste strategie sono utilizzate per supportare l'apprendimento, la comunicazione, la mobilità e le attività quotidiane, permettendo agli individui di raggiungere il loro massimo potenziale. Le strategie compensative possono essere implementate in contesti educativi, lavorativi e quotidiani.

Obiettivi delle Strategie Compensative

Gli obiettivi principali delle strategie compensative includono:

- **Migliorare le abilità funzionali:** Aiutare gli individui a superare le limitazioni e a migliorare le loro capacità.
- **Promuovere l'autonomia:** Aumentare l'indipendenza nelle attività quotidiane.
- **Facilitare l'apprendimento:** Supportare gli studenti nel raggiungimento dei loro obiettivi educativi.
- **Favorire l'inclusione sociale:** Migliorare la partecipazione alle attività sociali e comunitarie.
- **Ridurre la frustrazione:** Minimizzare lo stress e la frustrazione associati alle difficoltà di apprendimento e alle disabilità.

Tipologie di Strategie Compensative

Le strategie compensative possono essere suddivise in diverse categorie a seconda delle esigenze specifiche che soddisfano. Le principali tipologie di strategie compensative includono:

1. **Strumenti per l'Apprendimento:**
    - **Mappe Concettuali e Grafici:** Utilizzo di diagrammi per organizzare e visualizzare le informazioni.
    - **Appunti e Schemi:** Tecniche per prendere appunti in modo efficace e creare riassunti dei contenuti.

- **Tecnologie Assistive per la Scrittura:** Software di predizione del testo, correttori ortografici e strumenti di composizione assistita.
2. **Strumenti per la Comunicazione:**
    - **Comunicazione Aumentativa e Alternativa (CAA):** Dispositivi e tecniche per facilitare la comunicazione, come tabelle di comunicazione e dispositivi di sintesi vocale.
    - **App di Comunicazione:** Applicazioni mobili che supportano la comunicazione tramite simboli, testo e voce.
3. **Strumenti per la Mobilità:**
    - **Ausili per la Deambulazione:** Deambulatori, bastoni e altre attrezzature che aiutano nella mobilità.
    - **Sedie a Rotelle e Scooter Elettrici:** Dispositivi per migliorare la mobilità delle persone con disabilità motorie.
4. **Strumenti per la Gestione del Tempo:**
    - **Timer e Sveglie:** Utilizzo di timer visivi o acustici per gestire il tempo durante le attività.
    - **Agende e Planner:** Strumenti per organizzare e pianificare le attività quotidiane e scolastiche.
5. **Strumenti per l'Organizzazione:**
    - **Organizer e Planner:** Strumenti per organizzare compiti, materiali e scadenze.
    - **App di Gestione delle Attività:** Applicazioni che aiutano a tracciare le attività e a gestire i progetti.

PROCEDURE DI IMPLEMENTAZIONE

L'implementazione delle strategie compensative richiede una valutazione accurata delle esigenze dell'individuo e una formazione specifica per l'uso delle tecniche e degli strumenti. La procedura di implementazione include:

1. **Valutazione Iniziale:**
    - Raccogliere informazioni preliminari sull'individuo, inclusa la storia clinica e le difficoltà specifiche.
    - Valutare le abilità e le limitazioni dell'individuo attraverso osservazioni e strumenti di valutazione standardizzati.
2. **Selezione delle Strategie:**
    - Identificare le strategie compensative più appropriate in base alle esigenze e agli obiettivi dell'individuo.
    - Coinvolgere l'individuo e la famiglia nel processo di selezione per assicurare che le strategie scelte siano accettabili e utilizzabili.

3. **Formazione e Supporto:**
    - Fornire formazione all'individuo, ai caregiver e agli educatori sull'uso delle strategie compensative.
    - Offrire supporto continuo per risolvere eventuali problemi e adattare l'uso delle tecniche e degli strumenti alle esigenze dell'individuo.
4. **Monitoraggio e Revisione:**
    - Monitorare l'efficacia delle strategie compensative attraverso valutazioni periodiche.
    - Adattare e aggiornare le strategie in base ai progressi e alle esigenze dell'individuo.

VANTAGGI DELLE STRATEGIE COMPENSATIVE

Le strategie compensative offrono numerosi vantaggi per le persone con difficoltà di apprendimento o disabilità:

- **Miglioramento delle Abilità Funzionali:** Aiutano gli individui a superare le limitazioni e a migliorare le loro capacità.
- **Aumento dell'Autonomia:** Favoriscono l'indipendenza nelle attività quotidiane e riducono la dipendenza dagli altri.
- **Supporto all'Apprendimento:** Promuovono l'accesso e la partecipazione alle attività educative, migliorando i risultati scolastici.
- **Inclusione Sociale:** Migliorano la partecipazione alle attività sociali e comunitarie, aumentando il senso di appartenenza.
- **Riduzione della Frustrazione:** Minimizzano lo stress e la frustrazione associati alle difficoltà di apprendimento e alle disabilità.

ESEMPIO DI CASO STUDIO

Profilo dell'Individuo: Giulia, una ragazza di 14 anni con dislessia, presenta difficoltà significative nella lettura e nella scrittura.

Procedura di Intervento:

- **Valutazione Iniziale:** Raccogliere informazioni preliminari dai genitori e dagli insegnanti di Giulia riguardo alla sua storia scolastica e alle difficoltà specifiche. Valutazione delle abilità di lettura e scrittura di Giulia attraverso test standardizzati.

- **Selezione delle Strategie:** Identificazione delle strategie compensative più appropriate, tra cui l'uso di mappe concettuali, software di predizione del testo e applicazioni di sintesi vocale.
- **Formazione e Supporto:** Fornire formazione a Giulia e ai suoi insegnanti sull'uso delle strategie compensative. Offrire supporto continuo per risolvere eventuali problemi tecnici.
- **Monitoraggio e Revisione:** Monitoraggio dei progressi di Giulia attraverso valutazioni periodiche e feedback continuo. Adattamento delle strategie compensative in base ai progressi e alle esigenze di Giulia.

Risultati: Le strategie compensative hanno aiutato Giulia a migliorare significativamente le sue abilità di lettura e scrittura. Giulia ha acquisito maggiore autonomia nelle attività scolastiche e ha mostrato un aumento della partecipazione alle attività educative. La collaborazione tra i professionisti della salute e la famiglia di Giulia ha facilitato un ambiente di supporto e inclusione.

Conclusione

Le strategie compensative sono strumenti essenziali per logopedisti, insegnanti, psicologi e altri professionisti che lavorano con persone con difficoltà di apprendimento o disabilità. La loro capacità di fornire supporto personalizzato e migliorare le abilità funzionali rende queste strategie inestimabili per la diagnosi, l'intervento e il monitoraggio del progresso degli individui.

INTERVENTI EDUCATIVI MIRATI

Introduzione e Definizione

Gli interventi educativi mirati sono strategie e programmi personalizzati progettati per rispondere alle esigenze specifiche degli studenti con difficoltà di apprendimento, disturbi del linguaggio, disturbi della comunicazione o altre esigenze speciali. Questi interventi sono creati per supportare lo sviluppo accademico, sociale ed emotivo degli studenti, aiutandoli a raggiungere il loro massimo potenziale. Gli interventi educativi mirati possono essere implementati da insegnanti, logopedisti, psicologi scolastici e altri professionisti dell'educazione.

Obiettivi degli Interventi Educativi Mirati

Gli obiettivi principali degli interventi educativi mirati includono:

- **Migliorare le abilità accademiche:** Supportare gli studenti nel raggiungimento dei loro obiettivi scolastici.
- **Promuovere lo sviluppo sociale ed emotivo:** Aiutare gli studenti a sviluppare abilità sociali e a gestire le emozioni.
- **Favorire l'autonomia:** Aumentare l'indipendenza degli studenti nelle attività scolastiche e quotidiane.
- **Facilitare l'inclusione scolastica:** Assicurare che gli studenti con bisogni speciali partecipino pienamente alla vita scolastica.
- **Rafforzare la motivazione e l'autostima:** Incoraggiare un atteggiamento positivo verso l'apprendimento.

Componenti degli Interventi Educativi Mirati

Gli interventi educativi mirati comprendono diverse strategie e programmi che possono essere adattati alle esigenze specifiche dello studente. Le principali componenti degli interventi educativi mirati includono:

1. **Valutazione delle Esigenze:**
    - **Valutazione Diagnostica:** Identificare le difficoltà accademiche, comportamentali e socio-emotive dello studente.
    - **Definizione degli Obiettivi:** Stabilire obiettivi a breve e lungo termine in base alle esigenze specifiche dello studente.

2. **Piani Educativi Personalizzati (PEP):**
   - **Sviluppo del PEP:** Creare un piano educativo personalizzato che delinei gli obiettivi, le strategie di intervento e le risorse necessarie.
   - **Monitoraggio del PEP:** Valutare regolarmente i progressi dello studente e adattare il piano educativo secondo necessità.
3. **Metodi di Insegnamento Differenziati:**
   - **Istruzione Individualizzata:** Adattare le strategie di insegnamento allo stile di apprendimento e al livello di abilità dello studente.
   - **Tecniche di Apprendimento Attivo:** Utilizzare attività pratiche e interattive per coinvolgere lo studente nell'apprendimento.
4. **Supporto Accademico:**
   - **Ripetizioni e Spiegazioni Aggiuntive:** Fornire spiegazioni dettagliate e ripetizioni delle lezioni per migliorare la comprensione.
   - **Esercizi Pratici:** Utilizzare esercizi e attività per rinforzare le abilità apprese.
5. **Sviluppo delle Abilità Sociali ed Emotive:**
   - **Training delle Abilità Sociali:** Insegnare abilità sociali attraverso attività strutturate e role-playing.
   - **Gestione delle Emozioni:** Fornire strategie per gestire lo stress, l'ansia e altre emozioni difficili.
6. **Utilizzo delle Tecnologie Assistive:**
   - **Strumenti di Supporto all'Apprendimento:** Integrazione di software educativi, app di comunicazione e dispositivi assistivi per facilitare l'apprendimento.
   - **Tecnologie per l'Accesso e la Partecipazione:** Uso di tecnologie che migliorano l'accesso e la partecipazione alle attività scolastiche.
7. **Coinvolgimento della Famiglia:**
   - **Collaborazione con i Genitori:** Coinvolgere i genitori nel processo educativo e fornire loro risorse e supporto.
   - **Comunicazione Continua:** Mantenere una comunicazione aperta e regolare con la famiglia per monitorare i progressi dello studente.

PROCEDURE DI IMPLEMENTAZIONE

L'implementazione degli interventi educativi mirati richiede una pianificazione accurata e una collaborazione tra diversi professionisti. La procedura di implementazione include:

1. **Valutazione Iniziale:**
   - Raccogliere informazioni preliminari sullo studente, inclusa la storia scolastica e le difficoltà specifiche.
   - Valutare le abilità accademiche, sociali ed emotive dello studente attraverso osservazioni e strumenti di valutazione standardizzati.
2. **Pianificazione dell'Intervento:**
   - Sviluppare un piano educativo personalizzato (PEP) basato sui bisogni e sugli obiettivi specifici dello studente.
   - Stabilire obiettivi a breve e lungo termine per migliorare le abilità accademiche, sociali ed emotive dello studente.
3. **Implementazione delle Strategie:**
   - Applicare le strategie di insegnamento personalizzato, supporto accademico, sviluppo delle abilità sociali ed emotive e utilizzo delle tecnologie assistive.
   - Fornire feedback continuo e supporto durante le attività scolastiche.
4. **Monitoraggio e Revisione:**
   - Monitorare i progressi dello studente attraverso valutazioni periodiche e feedback.
   - Adattare il PEP e le strategie di intervento in base ai progressi e alle esigenze dello studente.

VANTAGGI DEGLI INTERVENTI EDUCATIVI MIRATI

Gli interventi educativi mirati offrono numerosi vantaggi per gli studenti con bisogni speciali:

- **Miglioramento delle Abilità Accademiche:** Aiutano gli studenti a raggiungere i loro obiettivi scolastici e a migliorare le loro competenze.
- **Sviluppo Socio-Emotivo:** Promuovono lo sviluppo di abilità sociali e la gestione delle emozioni.
- **Incremento dell'Autonomia:** Favoriscono l'indipendenza degli studenti nelle attività scolastiche e quotidiane.
- **Inclusione Scolastica:** Assicurano che gli studenti con bisogni speciali partecipino pienamente alla vita scolastica.
- **Rafforzamento della Motivazione:** Incoraggiano un atteggiamento positivo verso l'apprendimento e aumentano l'autostima.

ESEMPIO DI CASO STUDIO

Profilo dello Studente: Luca, un ragazzo di 10 anni con ADHD, presenta difficoltà significative nella concentrazione e nell'organizzazione delle attività scolastiche.

Procedura di Intervento:

- **Valutazione Iniziale:** Raccogliere informazioni preliminari dai genitori e dagli insegnanti di Luca riguardo alla sua storia scolastica e alle difficoltà specifiche. Valutazione delle abilità di concentrazione e organizzazione di Luca attraverso test standardizzati.
- **Pianificazione dell'Intervento:** Sviluppo di un piano educativo personalizzato (PEP) per Luca con obiettivi specifici per migliorare la concentrazione e le abilità organizzative. Adattamento delle strategie di insegnamento e utilizzo di tecniche di apprendimento attivo.
- **Implementazione delle Strategie:** Utilizzo di esercizi pratici, ripetizioni e spiegazioni aggiuntive per supportare Luca. Implementazione di programmi di rinforzo positivo per promuovere la motivazione e l'impegno.
- **Monitoraggio e Revisione:** Monitoraggio dei progressi di Luca attraverso valutazioni periodiche e feedback continuo. Adattamento del PEP e delle strategie di intervento in base ai progressi e alle esigenze di Luca.

Risultati: Gli interventi educativi mirati hanno aiutato Luca a migliorare significativamente le sue abilità di concentrazione e organizzazione. Luca ha acquisito maggiore fiducia nelle sue capacità e ha mostrato un maggiore impegno nelle attività scolastiche. La collaborazione tra scuola e famiglia ha facilitato un ambiente di apprendimento positivo e inclusivo.

CONCLUSIONE

Gli interventi educativi mirati sono strumenti essenziali per insegnanti, logopedisti, psicologi scolastici e altri professionisti che lavorano con studenti con bisogni speciali. La loro capacità di fornire supporto personalizzato e migliorare le abilità accademiche, sociali ed emotive degli studenti li rende strumenti inestimabili per la diagnosi, l'intervento e il monitoraggio del progresso degli studenti.

TERAPIA DELL'ARTICOLAZIONE

Introduzione e Definizione

La terapia dell'articolazione è un intervento terapeutico volto a migliorare la produzione chiara e corretta dei suoni del linguaggio nei bambini e negli adulti con difficoltà di articolazione. Queste difficoltà possono includere la produzione incorretta di suoni specifici, l'omissione di suoni, la sostituzione di suoni o la distorsione di suoni. La terapia dell'articolazione è comunemente utilizzata per trattare disturbi come la disartria, l'aprassia del linguaggio e altri disturbi fonetici e fonologici.

Obiettivi della Terapia dell'Articolazione

Gli obiettivi principali della terapia dell'articolazione includono:

- **Migliorare la produzione dei suoni:** Correggere la pronuncia dei suoni specifici del linguaggio.
- **Aumentare l'intelligibilità del linguaggio:** Rendere il parlato del paziente più comprensibile per gli altri.
- **Promuovere l'autostima:** Ridurre la frustrazione e aumentare la fiducia nelle proprie capacità comunicative.
- **Facilitare la comunicazione efficace:** Migliorare la capacità del paziente di comunicare in modo chiaro e preciso.

Componenti della Terapia dell'Articolazione

La terapia dell'articolazione comprende diverse tecniche e strategie che possono essere adattate alle esigenze specifiche del paziente. Le principali componenti della terapia dell'articolazione includono:

1. **Valutazione dell'Articolazione:**
   - **Valutazione Diagnostica:** Identificare i suoni problematici e le caratteristiche specifiche delle difficoltà di articolazione attraverso test standardizzati e osservazioni cliniche.
   - **Analisi degli Errori:** Analizzare i tipi di errori di produzione (omissioni, sostituzioni, distorsioni) e le posizioni dei suoni all'interno delle parole.
2. **Esercizi di Articolazione:**

- **Esercizi di Suoni Isolati:** Pratica della produzione corretta dei suoni problematici in isolamento.
- **Esercizi di Parole e Frasi:** Pratica della produzione corretta dei suoni all'interno di parole e frasi.
- **Esercizi di Conversazione:** Pratica della produzione corretta dei suoni nel discorso spontaneo.

3. **Tecniche di Feedback e Rinforzo:**
   - **Feedback Visivo:** Utilizzo di specchi e video per fornire feedback visivo sulla produzione dei suoni.
   - **Feedback Tattile e Cinestetico:** Utilizzo di tecniche per far sentire al paziente la corretta posizione degli organi articolatori.
   - **Rinforzo Positivo:** Utilizzo di lodi e ricompense per motivare il paziente e rinforzare i progressi.

4. **Tecniche di Modellamento e Imitazione:**
   - **Modellamento:** Il terapeuta dimostra la produzione corretta dei suoni e il paziente imita.
   - **Ripetizione e Pratica:** Ripetizione frequente dei suoni problematici per consolidare l'apprendimento.

5. **Strategie di Generalizzazione:**
   - **Applicazione in Contesti Diversi:** Incoraggiare il paziente a utilizzare le abilità apprese in diversi contesti e situazioni comunicative.
   - **Coinvolgimento dei Caregiver:** Formare i genitori e gli insegnanti per supportare la pratica a casa e a scuola.

PROCEDURE DI TERAPIA

La somministrazione della terapia dell'articolazione richiede una formazione specifica e deve essere eseguita da professionisti qualificati, come logopedisti. La procedura di terapia include:

1. **Valutazione Iniziale:**
   - Raccogliere informazioni preliminari sul paziente, inclusa la storia clinica e le preoccupazioni specifiche riguardanti l'articolazione.
   - Valutare la produzione dei suoni attraverso test standardizzati e osservazioni cliniche.

2. **Pianificazione dell'Intervento:**
   - Sviluppare un piano di trattamento personalizzato basato sui bisogni e sugli obiettivi specifici del paziente.
   - Stabilire obiettivi a breve e lungo termine per migliorare la produzione dei suoni e l'intelligibilità del linguaggio.

3. **Implementazione delle Tecniche:**

- Insegnare e praticare le tecniche di articolazione, modellamento, feedback e rinforzo.
- Fornire feedback continuo e supporto durante le sessioni terapeutiche.

4. **Monitoraggio e Revisione:**
   - Monitorare i progressi del paziente attraverso valutazioni periodiche e feedback.
   - Adattare il piano di trattamento in base ai progressi e alle esigenze del paziente.

Vantaggi della Terapia dell'Articolazione

La terapia dell'articolazione offre numerosi vantaggi per i pazienti con difficoltà di articolazione:

- **Miglioramento della Produzione dei Suoni:** Corregge la pronuncia dei suoni specifici del linguaggio.
- **Aumento dell'Intelligibilità del Linguaggio:** Rende il parlato del paziente più comprensibile per gli altri.
- **Supporto Emotivo:** Riduce la frustrazione e aumenta la fiducia nelle proprie capacità comunicative.
- **Comunicazione Efficace:** Migliora la capacità del paziente di comunicare in modo chiaro e preciso.

Esempio di Caso Studio

Profilo del Paziente: Marco, un bambino di 7 anni, presenta difficoltà nella produzione dei suoni /r/ e /s/, che risultano spesso omessi o sostituiti.

Procedura di Terapia:

- **Valutazione Iniziale:** Raccogliere informazioni preliminari dai genitori di Marco riguardo alla sua storia clinica e alle difficoltà specifiche nell'articolazione. Valutazione della produzione dei suoni /r/ e /s/ attraverso test standardizzati e osservazioni cliniche.
- **Pianificazione dell'Intervento:** Sviluppo di un piano di trattamento personalizzato con obiettivi specifici per migliorare la produzione dei suoni /r/ e /s/. Utilizzo di esercizi di suoni isolati, parole e frasi.

- **Implementazione delle Tecniche:** Insegnamento e pratica delle tecniche di articolazione, modellamento e feedback. Utilizzo di specchi per fornire feedback visivo e rinforzo positivo per motivare Marco.
- **Monitoraggio e Revisione:** Monitoraggio dei progressi di Marco attraverso valutazioni periodiche e feedback continuo. Adattamento del piano di trattamento in base ai progressi e alle esigenze di Marco.

Risultati: La terapia dell'articolazione ha aiutato Marco a migliorare significativamente la produzione dei suoni /r/ e /s/. Marco ha acquisito maggiore fiducia nelle sue capacità comunicative e ha mostrato un aumento dell'intelligibilità del suo linguaggio. La collaborazione tra i professionisti della salute e la famiglia di Marco ha facilitato un ambiente di supporto e pratica costante.

CONCLUSIONE

La terapia dell'articolazione è uno strumento essenziale per logopedisti e altri professionisti che lavorano con individui che presentano difficoltà di articolazione. La sua capacità di fornire tecniche e strategie efficaci per migliorare la produzione dei suoni e l'intelligibilità del linguaggio rende questa terapia inestimabile per la diagnosi, l'intervento e il monitoraggio del progresso dei pazienti.

TERAPIA SENSORIALE

Introduzione e Definizione

La terapia sensoriale è un approccio terapeutico progettato per aiutare individui con difficoltà di elaborazione sensoriale a migliorare la loro capacità di ricevere, interpretare e rispondere agli stimoli sensoriali. Queste difficoltà sono comuni nei bambini con disturbi dello spettro autistico (ASD), disturbo da deficit di attenzione e iperattività (ADHD), disabilità dello sviluppo e altri disturbi neurologici. La terapia sensoriale utilizza attività e tecniche specifiche per stimolare i vari sistemi sensoriali (visivo, uditivo, tattile, vestibolare, propriocettivo) al fine di migliorare l'integrazione sensoriale e il funzionamento quotidiano.

Obiettivi della Terapia Sensoriale

Gli obiettivi principali della terapia sensoriale includono:

- **Migliorare l'integrazione sensoriale:** Aiutare il cervello a processare e organizzare le informazioni sensoriali in modo più efficace.
- **Aumentare la tolleranza agli stimoli sensoriali:** Ridurre la sensibilità eccessiva o la sottosensibilità agli stimoli sensoriali.
- **Promuovere l'autoregolazione:** Aiutare gli individui a regolare le proprie risposte comportamentali ed emotive agli stimoli sensoriali.
- **Facilitare il funzionamento quotidiano:** Migliorare le abilità motorie, la coordinazione e l'attenzione.
- **Migliorare la qualità della vita:** Ridurre lo stress e migliorare il benessere generale.

Componenti della Terapia Sensoriale

La terapia sensoriale comprende diverse tecniche e attività che possono essere adattate alle esigenze specifiche del paziente. Le principali componenti della terapia sensoriale includono:

1. **Valutazione Sensoriale:**
    - **Valutazione Diagnostica:** Identificare i problemi di elaborazione sensoriale attraverso osservazioni cliniche e strumenti di valutazione standardizzati.

- o **Analisi del Profilo Sensoriale:** Analizzare le risposte agli stimoli sensoriali per identificare le aree di ipersensibilità o iposensibilità.
2. **Attività di Integrazione Sensoriale:**
   - o **Stimolazione Tattile:** Utilizzo di materiali con diverse texture per stimolare il senso del tatto.
   - o **Stimolazione Vestibolare:** Attività che coinvolgono il movimento e l'equilibrio, come oscillare su un'altalena o rotolare.
   - o **Stimolazione Propriocettiva:** Attività che coinvolgono la pressione profonda, come abbracci, spingere e tirare oggetti pesanti.
3. **Tecniche di Regolazione Sensoriale:**
   - o **Tecniche di Autoregolazione:** Insegnare strategie per aiutare gli individui a gestire le risposte agli stimoli sensoriali, come tecniche di respirazione e rilassamento.
   - o **Utilizzo di Strumenti Sensoriali:** Uso di strumenti come palle sensoriali, fidget e cuffie antirumore per aiutare a regolare l'input sensoriale.
4. **Piani di Dieta Sensoriale:**
   - o **Routine di Attività Sensoriali:** Creazione di routine giornaliere che incorporano attività sensoriali per aiutare a mantenere l'equilibrio sensoriale.
   - o **Adattamenti Ambientali:** Modifiche nell'ambiente per ridurre gli stimoli sensoriali eccessivi o fornire stimolazione aggiuntiva quando necessario.
5. **Coinvolgimento della Famiglia:**
   - o **Educazione e Formazione:** Informare e formare i genitori e i caregiver sulle tecniche di integrazione sensoriale e su come supportare il bambino a casa.
   - o **Collaborazione Continua:** Mantenere una comunicazione aperta con la famiglia per monitorare i progressi e adattare le strategie terapeutiche.

PROCEDURE DI TERAPIA

La somministrazione della terapia sensoriale richiede una formazione specifica e deve essere eseguita da professionisti qualificati, come terapisti occupazionali e logopedisti. La procedura di terapia include:

1. **Valutazione Iniziale:**

- o Raccogliere informazioni preliminari sul paziente, inclusa la storia clinica e le preoccupazioni specifiche riguardanti l'elaborazione sensoriale.
- o Valutare le risposte sensoriali attraverso osservazioni cliniche e strumenti di valutazione standardizzati.

2. **Pianificazione dell'Intervento:**
   - o Sviluppare un piano di trattamento personalizzato basato sui bisogni e sugli obiettivi specifici del paziente.
   - o Stabilire obiettivi a breve e lungo termine per migliorare l'integrazione sensoriale e il funzionamento quotidiano.

3. **Implementazione delle Tecniche:**
   - o Insegnare e praticare le attività di integrazione sensoriale, le tecniche di regolazione sensoriale e i piani di dieta sensoriale.
   - o Fornire feedback continuo e supporto durante le sessioni terapeutiche.

4. **Monitoraggio e Revisione:**
   - o Monitorare i progressi del paziente attraverso valutazioni periodiche e feedback.
   - o Adattare il piano di trattamento in base ai progressi e alle esigenze del paziente.

Vantaggi della Terapia Sensoriale

La terapia sensoriale offre numerosi vantaggi per i pazienti con difficoltà di elaborazione sensoriale:

- **Miglioramento dell'Integrazione Sensoriale:** Aiuta il cervello a processare e organizzare le informazioni sensoriali in modo più efficace.
- **Aumento della Tolleranza agli Stimoli Sensoriali:** Riduce la sensibilità eccessiva o la sottosensibilità agli stimoli sensoriali.
- **Supporto Emotivo:** Aiuta gli individui a regolare le proprie risposte comportamentali ed emotive agli stimoli sensoriali.
- **Funzionamento Quotidiano:** Migliora le abilità motorie, la coordinazione e l'attenzione.
- **Qualità della Vita:** Riduce lo stress e migliora il benessere generale, aumentando l'autonomia e la partecipazione alle attività quotidiane.

Esempio di Caso Studio

Profilo del Paziente: Sofia, una bambina di 6 anni con disturbo dello spettro autistico, presenta ipersensibilità tattile e difficoltà nella regolazione sensoriale.

Procedura di Terapia:

- **Valutazione Iniziale:** Raccogliere informazioni preliminari dai genitori di Sofia riguardo alla sua storia clinica e alle difficoltà sensoriali specifiche. Valutazione delle risposte sensoriali di Sofia attraverso osservazioni cliniche e strumenti di valutazione standardizzati.
- **Pianificazione dell'Intervento:** Sviluppo di un piano di trattamento personalizzato con obiettivi specifici per migliorare l'integrazione sensoriale e la regolazione sensoriale di Sofia. Utilizzo di attività di stimolazione tattile e tecniche di autoregolazione.
- **Implementazione delle Tecniche:** Insegnamento e pratica delle attività di integrazione sensoriale, come l'uso di materiali con diverse texture e giochi di movimento. Fornire strumenti di regolazione sensoriale, come una palla sensoriale e cuffie antirumore.
- **Monitoraggio e Revisione:** Monitoraggio dei progressi di Sofia attraverso valutazioni periodiche e feedback continuo. Adattamento del piano di trattamento in base ai progressi e alle esigenze di Sofia.

Risultati: La terapia sensoriale ha aiutato Sofia a migliorare significativamente la sua tolleranza agli stimoli tattile e a sviluppare strategie di autoregolazione efficaci. Sofia ha acquisito maggiore autonomia nelle attività quotidiane e ha mostrato un aumento della partecipazione alle attività scolastiche e sociali. La collaborazione tra i professionisti della salute e la famiglia di Sofia ha facilitato un ambiente di supporto e pratica costante.

CONCLUSIONE

La terapia sensoriale è uno strumento essenziale per logopedisti, terapisti occupazionali e altri professionisti che lavorano con individui che presentano difficoltà di elaborazione sensoriale. La sua capacità di fornire tecniche e strategie efficaci per migliorare l'integrazione sensoriale e il funzionamento quotidiano rende questa terapia inestimabile per la diagnosi, l'intervento e il monitoraggio del progresso dei pazienti.

TERAPIA MOTORIA DELLA PAROLA

Introduzione e Definizione

La terapia motoria della parola è un intervento terapeutico specifico rivolto a individui con difficoltà nella pianificazione e nella produzione dei movimenti necessari per la parola. Questo tipo di terapia è particolarmente indicato per trattare l'aprassia del linguaggio, una condizione in cui il paziente ha difficoltà a coordinare i movimenti articolatori nonostante non vi siano debolezze muscolari. La terapia motoria della parola mira a migliorare la precisione, la coordinazione e la sequenza dei movimenti articolatori per facilitare una produzione linguistica chiara e fluida.

Obiettivi della Terapia Motoria della Parola

Gli obiettivi principali della terapia motoria della parola includono:

- **Migliorare la pianificazione motoria:** Facilitare la corretta sequenza dei movimenti necessari per la produzione dei suoni della parola.
- **Aumentare la precisione articolatoria:** Ridurre gli errori nella produzione dei suoni migliorando la precisione dei movimenti articolatori.
- **Promuovere la fluenza del parlato:** Migliorare la fluidità e la coerenza della produzione linguistica.
- **Incrementare l'autostima:** Ridurre la frustrazione associata alle difficoltà di produzione della parola e aumentare la fiducia nelle proprie capacità comunicative.

Componenti della Terapia Motoria della Parola

La terapia motoria della parola comprende diverse tecniche e strategie che possono essere adattate alle esigenze specifiche del paziente. Le principali componenti della terapia motoria della parola includono:

1. **Valutazione Motoria della Parola:**
    - **Valutazione Diagnostica:** Identificare i problemi specifici di pianificazione e produzione dei movimenti articolatori attraverso test standardizzati e osservazioni cliniche.

- **Analisi degli Errori Articolatori:** Analizzare i tipi di errori di produzione e le posizioni dei suoni all'interno delle parole.

2. **Esercizi di Pianificazione Motoria:**
   - **Esercizi di Movimenti Isolati:** Pratica della produzione corretta dei movimenti articolatori in isolamento.
   - **Sequenze di Movimenti:** Pratica della produzione di sequenze di movimenti articolatori necessari per parole e frasi.

3. **Tecniche di Feedback e Rinforzo:**
   - **Feedback Visivo e Auditivo:** Utilizzo di specchi, video e registrazioni audio per fornire feedback sui movimenti articolatori.
   - **Rinforzo Positivo:** Utilizzo di lodi e ricompense per motivare il paziente e rinforzare i progressi.

4. **Tecniche di Modellamento e Imitazione:**
   - **Modellamento:** Il terapeuta dimostra la produzione corretta dei movimenti articolatori e il paziente imita.
   - **Ripetizione e Pratica:** Ripetizione frequente dei movimenti articolatori problematici per consolidare l'apprendimento.

5. **Strategie di Generalizzazione:**
   - **Applicazione in Contesti Diversi:** Incoraggiare il paziente a utilizzare le abilità apprese in diversi contesti e situazioni comunicative.
   - **Coinvolgimento dei Caregiver:** Formare i genitori e gli insegnanti per supportare la pratica a casa e a scuola.

PROCEDURE DI TERAPIA

La somministrazione della terapia motoria della parola richiede una formazione specifica e deve essere eseguita da professionisti qualificati, come logopedisti. La procedura di terapia include:

1. **Valutazione Iniziale:**
   - Raccogliere informazioni preliminari sul paziente, inclusa la storia clinica e le preoccupazioni specifiche riguardanti la produzione della parola.
   - Valutare la pianificazione e la produzione dei movimenti articolatori attraverso test standardizzati e osservazioni cliniche.

2. **Pianificazione dell'Intervento:**
   - Sviluppare un piano di trattamento personalizzato basato sui bisogni e sugli obiettivi specifici del paziente.
   - Stabilire obiettivi a breve e lungo termine per migliorare la pianificazione motoria e la produzione della parola.

3. **Implementazione delle Tecniche:**

- Insegnare e praticare le tecniche di pianificazione motoria, modellamento, feedback e rinforzo.
- Fornire feedback continuo e supporto durante le sessioni terapeutiche.

4. **Monitoraggio e Revisione:**
   - Monitorare i progressi del paziente attraverso valutazioni periodiche e feedback.
   - Adattare il piano di trattamento in base ai progressi e alle esigenze del paziente.

VANTAGGI DELLA TERAPIA MOTORIA DELLA PAROLA

La terapia motoria della parola offre numerosi vantaggi per i pazienti con difficoltà di pianificazione e produzione dei movimenti articolatori:

- **Miglioramento della Pianificazione Motoria:** Facilita la corretta sequenza dei movimenti necessari per la produzione dei suoni della parola.
- **Aumento della Precisione Articolatoria:** Riduce gli errori nella produzione dei suoni migliorando la precisione dei movimenti articolatori.
- **Fluenza del Parlato:** Migliora la fluidità e la coerenza della produzione linguistica.
- **Supporto Emotivo:** Riduce la frustrazione associata alle difficoltà di produzione della parola e aumenta la fiducia nelle proprie capacità comunicative.

ESEMPIO DI CASO STUDIO

Profilo del Paziente: Luigi, un bambino di 8 anni, presenta difficoltà nella pianificazione e nella produzione dei movimenti articolatori, con particolare difficoltà nella produzione delle consonanti plosive.

Procedura di Terapia:

- **Valutazione Iniziale:** Raccogliere informazioni preliminari dai genitori di Luigi riguardo alla sua storia clinica e alle difficoltà specifiche nella produzione della parola. Valutazione della pianificazione e della produzione dei movimenti articolatori attraverso test standardizzati e osservazioni cliniche.
- **Pianificazione dell'Intervento:** Sviluppo di un piano di trattamento personalizzato con obiettivi specifici per migliorare la pianificazione e la

produzione delle consonanti plosive. Utilizzo di esercizi di movimenti isolati e sequenze di movimenti articolatori.

- **Implementazione delle Tecniche:** Insegnamento e pratica delle tecniche di pianificazione motoria, modellamento e feedback. Utilizzo di specchi per fornire feedback visivo e registrazioni audio per feedback auditivo.
- **Monitoraggio e Revisione:** Monitoraggio dei progressi di Luigi attraverso valutazioni periodiche e feedback continuo. Adattamento del piano di trattamento in base ai progressi e alle esigenze di Luigi.

Risultati: La terapia motoria della parola ha aiutato Luigi a migliorare significativamente la pianificazione e la produzione delle consonanti plosive. Luigi ha acquisito maggiore fiducia nelle sue capacità comunicative e ha mostrato un aumento della fluenza del suo parlato. La collaborazione tra i professionisti della salute e la famiglia di Luigi ha facilitato un ambiente di supporto e pratica costante.

CONCLUSIONE

La terapia motoria della parola è uno strumento essenziale per logopedisti e altri professionisti che lavorano con individui che presentano difficoltà di pianificazione e produzione dei movimenti articolatori. La sua capacità di fornire tecniche e strategie efficaci per migliorare la precisione e la fluenza del parlato rende questa terapia inestimabile per la diagnosi, l'intervento e il monitoraggio del progresso dei pazienti.

INTERVENTI IN GRUPPO

Introduzione e Definizione

Gli interventi in gruppo sono programmi terapeutici che coinvolgono la partecipazione di più individui contemporaneamente, sotto la guida di un professionista qualificato. Questi interventi possono essere particolarmente utili per trattare disturbi del linguaggio, della comunicazione, comportamentali e sociali. Il contesto di gruppo offre opportunità uniche per l'apprendimento collaborativo, il supporto tra pari e la pratica delle abilità sociali in un ambiente strutturato e sicuro.

Obiettivi degli Interventi in Gruppo

Gli obiettivi principali degli interventi in gruppo includono:

- **Migliorare le abilità sociali:** Promuovere l'interazione sociale e la comunicazione efficace tra i partecipanti.
- **Rafforzare le abilità comunicative:** Fornire opportunità per la pratica e il miglioramento delle abilità di linguaggio e comunicazione.
- **Favorire l'inclusione:** Creare un ambiente di supporto in cui tutti i partecipanti si sentano accettati e valorizzati.
- **Promuovere l'autostima e la fiducia:** Aumentare la fiducia in sé stessi e nelle proprie capacità comunicative attraverso il feedback positivo e il rinforzo.
- **Fornire supporto emotivo:** Offrire uno spazio sicuro in cui i partecipanti possano esprimere le proprie emozioni e ricevere supporto dai pari e dai professionisti.

Componenti degli Interventi in Gruppo

Gli interventi in gruppo possono includere una varietà di tecniche e attività, adattate alle esigenze specifiche dei partecipanti. Le principali componenti degli interventi in gruppo includono:

1. **Attività di Interazione Sociale:**
   - **Giochi di Ruolo:** Esercizi in cui i partecipanti interpretano diversi ruoli per praticare abilità sociali e di comunicazione.

- **Discussioni di Gruppo:** Conversazioni guidate su argomenti specifici per promuovere la comunicazione e l'interazione tra i partecipanti.
- **Attività Collaborativa:** Progetti di gruppo che richiedono cooperazione e lavoro di squadra.

2. **Esercizi di Comunicazione:**
   - **Pratica del Linguaggio:** Attività focalizzate sul miglioramento delle abilità di articolazione, fluenza e comprensione del linguaggio.
   - **Tecniche di Ascolto Attivo:** Esercizi che incoraggiano i partecipanti ad ascoltare attentamente e rispondere in modo appropriato.
   - **Uso di Tecnologie Assistive:** Integrazione di dispositivi di comunicazione aumentativa e alternativa per supportare i partecipanti con difficoltà di comunicazione.

3. **Attività di Autoregolazione:**
   - **Tecniche di Rilassamento:** Esercizi di respirazione, rilassamento muscolare e mindfulness per aiutare i partecipanti a gestire lo stress e le emozioni.
   - **Strategie di Gestione del Comportamento:** Insegnamento di tecniche per riconoscere e gestire comportamenti problematici in modo positivo.

4. **Supporto tra Pari:**
   - **Gruppi di Discussione:** Sessioni in cui i partecipanti possono condividere le loro esperienze e offrire supporto reciproco.
   - **Feedback Positivo:** Incoraggiamento e rinforzo positivo da parte dei pari e dei professionisti.

5. **Coinvolgimento della Famiglia:**
   - **Sessioni Informative:** Incontri con i genitori e i caregiver per informarli sugli obiettivi e i progressi del gruppo.
   - **Attività Condivise:** Coinvolgimento delle famiglie in alcune attività di gruppo per promuovere la continuità dell'apprendimento a casa.

PROCEDURE DI IMPLEMENTAZIONE

L'implementazione degli interventi in gruppo richiede una pianificazione accurata e una gestione efficace da parte dei professionisti. La procedura di implementazione include:

1. **Valutazione Iniziale:**
   - Raccogliere informazioni preliminari sui partecipanti, inclusa la storia clinica e le esigenze specifiche.

- Valutare le abilità sociali, comunicative ed emotive dei partecipanti attraverso osservazioni e strumenti di valutazione standardizzati.

2. **Pianificazione dell'Intervento:**
   - Sviluppare un programma di gruppo basato sui bisogni e sugli obiettivi specifici dei partecipanti.
   - Stabilire obiettivi a breve e lungo termine per migliorare le abilità sociali, comunicative ed emotive dei partecipanti.

3. **Implementazione delle Attività:**
   - Condurre sessioni di gruppo utilizzando attività di interazione sociale, esercizi di comunicazione, tecniche di autoregolazione e supporto tra pari.
   - Fornire feedback continuo e supporto durante le attività di gruppo.

4. **Monitoraggio e Revisione:**
   - Monitorare i progressi dei partecipanti attraverso valutazioni periodiche e feedback.
   - Adattare il programma di gruppo in base ai progressi e alle esigenze dei partecipanti.

VANTAGGI DEGLI INTERVENTI IN GRUPPO

Gli interventi in gruppo offrono numerosi vantaggi per i partecipanti:

- **Miglioramento delle Abilità Sociali:** Promuovono l'interazione sociale e la comunicazione efficace tra i partecipanti.
- **Rafforzamento delle Abilità Comunicative:** Forniscono opportunità per la pratica e il miglioramento delle abilità di linguaggio e comunicazione.
- **Inclusione e Supporto:** Creano un ambiente di supporto in cui tutti i partecipanti si sentano accettati e valorizzati.
- **Aumento dell'Autostima:** Aumentano la fiducia in sé stessi e nelle proprie capacità comunicative attraverso il feedback positivo e il rinforzo.
- **Supporto Emotivo:** Offrono uno spazio sicuro in cui i partecipanti possano esprimere le proprie emozioni e ricevere supporto dai pari e dai professionisti.

ESEMPIO DI CASO STUDIO

Profilo dei Partecipanti: Un gruppo di 6 bambini di età compresa tra 7 e 10 anni con difficoltà di linguaggio e socializzazione.

Procedura di Intervento:

- **Valutazione Iniziale:** Raccogliere informazioni preliminari dai genitori e dagli insegnanti riguardo alla storia clinica e alle difficoltà specifiche dei bambini. Valutazione delle abilità sociali e comunicative dei partecipanti attraverso test standardizzati e osservazioni cliniche.
- **Pianificazione dell'Intervento:** Sviluppo di un programma di gruppo con obiettivi specifici per migliorare le abilità sociali e comunicative. Utilizzo di giochi di ruolo, discussioni di gruppo e tecniche di rilassamento.
- **Implementazione delle Attività:** Conduzione di sessioni di gruppo settimanali, includendo attività di interazione sociale e pratica del linguaggio. Fornire feedback continuo e supporto durante le attività di gruppo.
- **Monitoraggio e Revisione:** Monitoraggio dei progressi dei partecipanti attraverso valutazioni periodiche e feedback continuo. Adattamento del programma di gruppo in base ai progressi e alle esigenze dei partecipanti.

Risultati: Gli interventi in gruppo hanno aiutato i bambini a migliorare significativamente le loro abilità sociali e comunicative. I partecipanti hanno acquisito maggiore fiducia nelle loro capacità di interazione sociale e hanno mostrato un aumento della partecipazione alle attività di gruppo. La collaborazione tra i professionisti della salute e le famiglie ha facilitato un ambiente di supporto e pratica costante.

CONCLUSIONE

Gli interventi in gruppo sono strumenti essenziali per logopedisti, psicologi, educatori e altri professionisti che lavorano con individui che presentano difficoltà di linguaggio, comunicazione, comportamentali e sociali. La loro capacità di fornire un ambiente di apprendimento collaborativo e di supporto rende questi interventi inestimabili per la diagnosi, l'intervento e il monitoraggio del progresso dei partecipanti.

TECNICHE DI RINFORZO POSITIVO

Introduzione e Definizione

Il rinforzo positivo è una tecnica comportamentale utilizzata per aumentare la frequenza di un comportamento desiderato attraverso l'uso di premi o incentivi. Quando un comportamento viene seguito da una conseguenza positiva, è più probabile che il comportamento venga ripetuto. Le tecniche di rinforzo positivo sono ampiamente utilizzate in diversi contesti, inclusi quelli educativi, terapeutici e familiari, per promuovere comportamenti adattivi e ridurre quelli problematici.

Obiettivi delle Tecniche di Rinforzo Positivo

Gli obiettivi principali delle tecniche di rinforzo positivo includono:

- **Aumentare i comportamenti desiderati:** Rafforzare e incentivare comportamenti positivi e adattivi.
- **Ridurre i comportamenti problematici:** Sostituire i comportamenti inappropriati con quelli appropriati.
- **Promuovere l'autonomia:** Incoraggiare l'indipendenza e la fiducia in sé stessi.
- **Migliorare la motivazione:** Aumentare l'impegno e la partecipazione alle attività.
- **Favorire un ambiente positivo:** Creare un contesto di apprendimento e interazione basato sulla motivazione e sul rinforzo positivo.

Componenti delle Tecniche di Rinforzo Positivo

Le tecniche di rinforzo positivo possono includere diverse strategie e approcci per adattarsi alle esigenze specifiche degli individui. Le principali componenti delle tecniche di rinforzo positivo includono:

1. **Identificazione dei Comportamenti Desiderati:**
    - **Chiarezza e Specificità:** Definire chiaramente i comportamenti che si desidera incentivare.
    - **Obiettivi Misurabili:** Stabilire obiettivi specifici e misurabili per i comportamenti desiderati.
2. **Selezione dei Rinforzi:**

- o **Rinforzi Tangibili:** Utilizzo di oggetti materiali come premi (ad esempio, giocattoli, adesivi, snack).
- o **Rinforzi Sociali:** Lodi verbali, abbracci, complimenti e attenzioni positive.
- o **Rinforzi Attività:** Opportunità di partecipare a attività preferite come ricompensa.
- o **Rinforzi Simbolici:** Utilizzo di punti, gettoni o schede che possono essere scambiati con premi.

3. **Implementazione delle Tecniche di Rinforzo:**
   - o **Immediatezza del Rinforzo:** Fornire il rinforzo immediatamente dopo il comportamento desiderato per rafforzare l'associazione.
   - o **Coerenza:** Applicare le tecniche di rinforzo in modo coerente per garantire l'efficacia.
   - o **Varietà dei Rinforzi:** Utilizzare una varietà di rinforzi per mantenere alta la motivazione.
4. **Monitoraggio e Valutazione:**
   - o **Registrazione dei Progressi:** Monitorare e registrare i comportamenti per valutare l'efficacia delle tecniche di rinforzo.
   - o **Adattamento dei Rinforzi:** Modificare i rinforzi e le strategie in base ai progressi e alle esigenze individuali.
5. **Coinvolgimento della Famiglia e degli Educatori:**
   - o **Collaborazione:** Coinvolgere genitori, insegnanti e caregiver per assicurare l'implementazione coerente delle tecniche di rinforzo.
   - o **Formazione:** Fornire formazione e supporto ai caregiver per l'utilizzo efficace delle tecniche di rinforzo.

PROCEDURE DI IMPLEMENTAZIONE

L'implementazione delle tecniche di rinforzo positivo richiede una pianificazione accurata e una collaborazione tra diversi professionisti e caregiver. La procedura di implementazione include:

1. **Valutazione Iniziale:**
   - o Raccogliere informazioni preliminari sull'individuo, inclusa la storia comportamentale e le motivazioni specifiche.
   - o Valutare i comportamenti desiderati e identificare i potenziali rinforzi attraverso osservazioni e interviste.
2. **Pianificazione dell'Intervento:**
   - o Sviluppare un piano di intervento basato sui bisogni e sugli obiettivi specifici dell'individuo.

- o Stabilire obiettivi a breve e lungo termine per migliorare i comportamenti desiderati.
3. **Implementazione delle Tecniche di Rinforzo:**
    - o Applicare le tecniche di rinforzo positivo in modo coerente e immediato dopo i comportamenti desiderati.
    - o Fornire feedback continuo e supporto durante l'implementazione delle tecniche.
4. **Monitoraggio e Revisione:**
    - o Monitorare i progressi dell'individuo attraverso valutazioni periodiche e feedback.
    - o Adattare il piano di intervento e le tecniche di rinforzo in base ai progressi e alle esigenze dell'individuo.

VANTAGGI DELLE TECNICHE DI RINFORZO POSITIVO

Le tecniche di rinforzo positivo offrono numerosi vantaggi per gli individui con difficoltà comportamentali e di apprendimento:

- **Aumento dei Comportamenti Desiderati:** Rafforzano e incentivano comportamenti positivi e adattivi.
- **Riduzione dei Comportamenti Problematici:** Sostituiscono i comportamenti inappropriati con quelli appropriati.
- **Supporto Emotivo:** Promuovono un ambiente positivo e motivante, riducendo lo stress e l'ansia.
- **Miglioramento della Motivazione:** Aumentano l'impegno e la partecipazione alle attività.
- **Sviluppo dell'Autonomia:** Incoraggiano l'indipendenza e la fiducia in sé stessi.

ESEMPIO DI CASO STUDIO

Profilo dell'Individuo: Marco, un bambino di 8 anni con disturbo da deficit di attenzione e iperattività (ADHD), presenta difficoltà nel completare i compiti scolastici e nel seguire le istruzioni.

Procedura di Intervento:

- **Valutazione Iniziale:** Raccogliere informazioni preliminari dai genitori e dagli insegnanti di Marco riguardo alla sua storia comportamentale e alle motivazioni specifiche. Valutazione dei comportamenti desiderati attraverso osservazioni cliniche e interviste.

- **Pianificazione dell'Intervento:** Sviluppo di un piano di intervento con obiettivi specifici per migliorare la capacità di completare i compiti scolastici e seguire le istruzioni. Selezione di rinforzi tangibili (adesivi) e sociali (lodi verbali).
- **Implementazione delle Tecniche di Rinforzo:** Applicazione immediata di adesivi e lodi verbali dopo il completamento dei compiti e il rispetto delle istruzioni. Utilizzo di una scheda di rinforzo simbolico in cui Marco può accumulare punti per ottenere una ricompensa settimanale.
- **Monitoraggio e Revisione:** Monitoraggio dei progressi di Marco attraverso valutazioni periodiche e feedback continuo. Adattamento del piano di intervento e delle tecniche di rinforzo in base ai progressi e alle esigenze di Marco.

Risultati: Le tecniche di rinforzo positivo hanno aiutato Marco a migliorare significativamente la sua capacità di completare i compiti scolastici e seguire le istruzioni. Marco ha acquisito maggiore motivazione e fiducia nelle sue capacità, mostrando un aumento dell'autonomia e della partecipazione alle attività scolastiche. La collaborazione tra i professionisti della salute, gli insegnanti e la famiglia di Marco ha facilitato un ambiente di supporto e pratica costante.

Conclusione

Le tecniche di rinforzo positivo sono strumenti essenziali per logopedisti, insegnanti, psicologi e altri professionisti che lavorano con individui che presentano difficoltà comportamentali e di apprendimento. La loro capacità di fornire un approccio motivante e basato sul rinforzo positivo rende queste tecniche inestimabili per la diagnosi, l'intervento e il monitoraggio del progresso degli individui.

ESPOSIZIONE GRADUALE

Introduzione e Definizione

L'esposizione graduale è una tecnica terapeutica utilizzata per aiutare le persone a superare paure, ansie e fobie attraverso l'esposizione controllata e progressiva agli stimoli temuti. Questo approccio è particolarmente efficace per trattare disturbi d'ansia, fobie specifiche e situazioni che provocano stress e disagio. L'esposizione graduale consente agli individui di affrontare le loro paure in un ambiente sicuro e supportato, riducendo gradualmente la risposta ansiosa e migliorando la loro capacità di gestione.

Obiettivi dell'Esposizione Graduale

Gli obiettivi principali dell'esposizione graduale includono:

- **Ridurre l'ansia:** Diminuire la risposta ansiosa agli stimoli temuti attraverso l'esposizione ripetuta e controllata.
- **Modificare i comportamenti evitanti:** Aiutare gli individui a interrompere i comportamenti di evitamento e ad affrontare le situazioni che provocano ansia.
- **Incrementare la tolleranza allo stress:** Migliorare la capacità di gestione dello stress e delle situazioni ansiogene.
- **Promuovere l'autonomia:** Aumentare l'indipendenza e la fiducia in sé stessi nella gestione delle situazioni temute.
- **Migliorare la qualità della vita:** Ridurre l'impatto delle paure e delle fobie sulla vita quotidiana.

Componenti dell'Esposizione Graduale

L'esposizione graduale comprende diverse fasi e tecniche che possono essere adattate alle esigenze specifiche dell'individuo. Le principali componenti dell'esposizione graduale includono:

1. **Valutazione Iniziale:**
    - **Identificazione delle Paure e delle Ansie:** Identificare gli stimoli specifici che provocano ansia o paura attraverso colloqui e strumenti di valutazione.

o **Valutazione della Risposta Ansiosa:** Valutare la gravità della risposta ansiosa agli stimoli temuti.

2. **Gerarchia delle Paure:**
   o **Creazione di una Gerarchia:** Sviluppare una lista degli stimoli temuti, ordinandoli dal meno ansiogeno al più ansiogeno.
   o **Definizione degli Obiettivi:** Stabilire obiettivi specifici e misurabili per l'esposizione graduale.

3. **Tecniche di Esposizione:**
   o **Esposizione in Vivo:** Esporre l'individuo agli stimoli temuti nel mondo reale in modo graduale e controllato.
   o **Esposizione Immaginativa:** Utilizzare l'immaginazione per esporre l'individuo agli stimoli temuti quando l'esposizione in vivo non è praticabile.
   o **Esposizione Virtuale:** Utilizzare tecnologie di realtà virtuale per creare ambienti controllati in cui l'individuo può affrontare le sue paure.

4. **Tecniche di Gestione dell'Ansia:**
   o **Tecniche di Rilassamento:** Insegnare tecniche di respirazione profonda, rilassamento muscolare progressivo e mindfulness per ridurre l'ansia.
   o **Tecniche di Coping:** Insegnare strategie di coping per gestire le sensazioni di ansia durante l'esposizione.

5. **Monitoraggio e Supporto:**
   o **Feedback Continuo:** Fornire feedback e supporto continuo durante le sessioni di esposizione.
   o **Valutazione dei Progressi:** Monitorare i progressi dell'individuo attraverso valutazioni periodiche.

PROCEDURE DI IMPLEMENTAZIONE

L'implementazione dell'esposizione graduale richiede una pianificazione accurata e una gestione efficace da parte dei professionisti. La procedura di implementazione include:

1. **Valutazione Iniziale:**
   o Raccogliere informazioni preliminari sull'individuo, inclusa la storia clinica e le preoccupazioni specifiche.
   o Valutare la gravità della risposta ansiosa e identificare gli stimoli temuti.

2. **Pianificazione dell'Intervento:**
   o Sviluppare una gerarchia delle paure basata sui bisogni e sugli obiettivi specifici dell'individuo.

- Stabilire obiettivi a breve e lungo termine per l'esposizione graduale.
3. **Implementazione delle Tecniche di Esposizione:**
    - Applicare le tecniche di esposizione in modo graduale, iniziando dagli stimoli meno ansiogeni.
    - Utilizzare tecniche di gestione dell'ansia per supportare l'individuo durante l'esposizione.
4. **Monitoraggio e Revisione:**
    - Monitorare i progressi dell'individuo attraverso valutazioni periodiche e feedback continuo.
    - Adattare il piano di intervento e le tecniche di esposizione in base ai progressi e alle esigenze dell'individuo.

VANTAGGI DELL'ESPOSIZIONE GRADUALE

L'esposizione graduale offre numerosi vantaggi per gli individui con disturbi d'ansia e fobie:

- **Riduzione dell'Ansia:** Diminuire la risposta ansiosa agli stimoli temuti attraverso l'esposizione ripetuta e controllata.
- **Modifica dei Comportamenti Evitanti:** Aiutare gli individui a interrompere i comportamenti di evitamento e ad affrontare le situazioni che provocano ansia.
- **Incremento della Tolleranza allo Stress:** Migliorare la capacità di gestione dello stress e delle situazioni ansiogene.
- **Supporto Emotivo:** Aumentare l'indipendenza e la fiducia in sé stessi nella gestione delle situazioni temute.
- **Qualità della Vita:** Ridurre l'impatto delle paure e delle fobie sulla vita quotidiana.

ESEMPIO DI CASO STUDIO

Profilo dell'Individuo: Anna, una ragazza di 16 anni con una fobia specifica dei cani, evita tutte le situazioni in cui potrebbe incontrare un cane.

Procedura di Intervento:

- **Valutazione Iniziale:** Raccogliere informazioni preliminari dai genitori e da Anna riguardo alla sua storia clinica e alle preoccupazioni specifiche.

- Valutazione della gravità della fobia attraverso colloqui e strumenti di valutazione.
- **Pianificazione dell'Intervento:** Sviluppo di una gerarchia delle paure, iniziando con l'esposizione a immagini di cani e progressivamente aumentando l'esposizione fino all'incontro con un cane dal vivo. Stabilire obiettivi specifici per ciascun livello della gerarchia.
- **Implementazione delle Tecniche di Esposizione:** Utilizzo di esposizione immaginativa iniziale, seguita da esposizione in vivo controllata e graduale. Insegnamento di tecniche di rilassamento e coping per gestire l'ansia durante l'esposizione.
- **Monitoraggio e Revisione:** Monitoraggio dei progressi di Anna attraverso valutazioni periodiche e feedback continuo. Adattamento del piano di intervento in base ai progressi e alle esigenze di Anna.

Risultati: L'esposizione graduale ha aiutato Anna a ridurre significativamente la sua risposta ansiosa ai cani. Anna ha acquisito maggiore fiducia nelle sue capacità di gestione dell'ansia e ha mostrato un miglioramento nella sua qualità della vita, riuscendo ad affrontare situazioni che prima evitava. La collaborazione tra i professionisti della salute e la famiglia di Anna ha facilitato un ambiente di supporto e pratica costante.

CONCLUSIONE

L'esposizione graduale è uno strumento essenziale per psicologi, terapeuti e altri professionisti che lavorano con individui che presentano disturbi d'ansia e fobie. La sua capacità di fornire un approccio strutturato e supportato per affrontare e superare le paure rende questa tecnica inestimabile per la diagnosi, l'intervento e il monitoraggio del progresso degli individui.

TERAPIA DELLA DEGLUTIZIONE

Introduzione e Definizione

La terapia della deglutizione è un intervento terapeutico volto a diagnosticare e trattare i disturbi della deglutizione, noti anche come disfagia. La disfagia può derivare da varie condizioni mediche, tra cui ictus, lesioni cerebrali, malattie neurodegenerative, malformazioni congenite e cancro. La terapia della deglutizione mira a migliorare la sicurezza e l'efficacia della deglutizione, prevenendo complicazioni come aspirazione, malnutrizione e disidratazione.

Obiettivi della Terapia della Deglutizione

Gli obiettivi principali della terapia della deglutizione includono:

- **Migliorare la sicurezza della deglutizione:** Prevenire l'aspirazione e le sue complicazioni.
- **Aumentare l'efficacia della deglutizione:** Garantire che il cibo e i liquidi vengano ingeriti correttamente.
- **Promuovere l'autonomia alimentare:** Aumentare l'indipendenza del paziente nelle attività di alimentazione.
- **Migliorare la qualità della vita:** Ridurre il rischio di malnutrizione e disidratazione, migliorando il benessere generale del paziente.

Componenti della Terapia della Deglutizione

La terapia della deglutizione comprende diverse tecniche e strategie che possono essere adattate alle esigenze specifiche del paziente. Le principali componenti della terapia della deglutizione includono:

1. **Valutazione della Deglutizione:**
   - **Valutazione Clinica:** Osservazione della deglutizione del paziente, raccolta di anamnesi e valutazione delle abilità motorie orali.
   - **Valutazione Strumentale:** Utilizzo di tecniche come la videofluoroscopia (VFSS) o la valutazione endoscopica della deglutizione (FEES) per osservare il processo di deglutizione.
2. **Tecniche di Posizionamento e Postura:**

- **Modifica della Posizione del Corpo:** Adattamenti della postura per facilitare la deglutizione sicura ed efficace (es. inclinazione della testa, posizione seduta).
- **Supporti e Ausili:** Utilizzo di cuscini o dispositivi di supporto per mantenere la posizione corretta.

3. **Esercizi di Deglutizione:**
   - **Esercizi di Rafforzamento Muscolare:** Esercizi per rafforzare i muscoli coinvolti nella deglutizione (es. esercizi di lingua, labbra e guance).
   - **Esercizi di Coordinazione:** Esercizi per migliorare la coordinazione dei movimenti deglutitori.

4. **Modifiche della Dieta:**
   - **Consistenze Modificate:** Adattamento delle consistenze degli alimenti e dei liquidi per facilitare la deglutizione sicura (es. alimenti morbidi, liquidi densi).
   - **Alimentazione Assistita:** Tecniche di alimentazione per aiutare il paziente a ingerire cibo e liquidi in modo sicuro.

5. **Tecniche di Stimolazione Sensoriale:**
   - **Stimolazione Termica e Tattile:** Utilizzo di stimoli termici o tattili per migliorare la sensibilità e la risposta deglutitoria.
   - **Stimolazione Gustativa:** Utilizzo di gusti intensi per stimolare la deglutizione.

6. **Educazione e Coinvolgimento della Famiglia:**
   - **Formazione ai Caregiver:** Educazione ai caregiver sulle tecniche di alimentazione sicura e sugli esercizi di deglutizione.
   - **Supporto Continuo:** Coinvolgimento dei caregiver nel processo terapeutico per garantire la continuità della cura.

PROCEDURE DI TERAPIA

La somministrazione della terapia della deglutizione richiede una formazione specifica e deve essere eseguita da professionisti qualificati, come logopedisti. La procedura di terapia include:

1. **Valutazione Iniziale:**
   - Raccogliere informazioni preliminari sul paziente, inclusa la storia clinica e le preoccupazioni specifiche riguardanti la deglutizione.
   - Valutare le abilità di deglutizione attraverso osservazioni cliniche e valutazioni strumentali.

2. **Pianificazione dell'Intervento:**
   - Sviluppare un piano di trattamento personalizzato basato sui bisogni e sugli obiettivi specifici del paziente.

- Stabilire obiettivi a breve e lungo termine per migliorare la sicurezza e l'efficacia della deglutizione.

3. **Implementazione delle Tecniche:**
   - Insegnare e praticare le tecniche di posizionamento, gli esercizi di deglutizione, le modifiche della dieta e le tecniche di stimolazione sensoriale.
   - Fornire feedback continuo e supporto durante le sessioni terapeutiche.

4. **Monitoraggio e Revisione:**
   - Monitorare i progressi del paziente attraverso valutazioni periodiche e feedback.
   - Adattare il piano di trattamento in base ai progressi e alle esigenze del paziente.

Vantaggi della Terapia della Deglutizione

La terapia della deglutizione offre numerosi vantaggi per i pazienti con disturbi della deglutizione:

- **Sicurezza della Deglutizione:** Migliora la sicurezza della deglutizione, prevenendo l'aspirazione e le sue complicazioni.
- **Efficacia della Deglutizione:** Garantisce che il cibo e i liquidi vengano ingeriti correttamente, riducendo il rischio di malnutrizione e disidratazione.
- **Autonomia Alimentare:** Aumenta l'indipendenza del paziente nelle attività di alimentazione.
- **Supporto Emotivo:** Riduce la frustrazione associata ai problemi di deglutizione e migliora la qualità della vita.
- **Formazione e Coinvolgimento:** Fornisce educazione e supporto ai caregiver, migliorando la continuità della cura.

Esempio di Caso Studio

Profilo del Paziente: Giovanni, un uomo di 70 anni che ha subito un ictus, presenta difficoltà di deglutizione con rischio di aspirazione.

Procedura di Intervento:

- **Valutazione Iniziale:** Raccogliere informazioni preliminari sulla storia clinica di Giovanni e sulle sue difficoltà di deglutizione. Valutazione delle abilità di deglutizione attraverso osservazioni cliniche e una videofluoroscopia.

- **Pianificazione dell'Intervento:** Sviluppo di un piano di trattamento personalizzato con obiettivi specifici per migliorare la sicurezza e l'efficacia della deglutizione. Utilizzo di modifiche della dieta e tecniche di stimolazione sensoriale.
- **Implementazione delle Tecniche:** Insegnamento e pratica delle tecniche di posizionamento e degli esercizi di deglutizione. Modifica delle consistenze alimentari per facilitare la deglutizione sicura. Formazione ai caregiver sulle tecniche di alimentazione assistita.
- **Monitoraggio e Revisione:** Monitoraggio dei progressi di Giovanni attraverso valutazioni periodiche e feedback continuo. Adattamento del piano di trattamento in base ai progressi e alle esigenze di Giovanni.

Risultati: La terapia della deglutizione ha aiutato Giovanni a migliorare significativamente la sicurezza e l'efficacia della sua deglutizione. Giovanni ha acquisito maggiore autonomia nelle attività di alimentazione e ha mostrato un miglioramento nella qualità della vita. La collaborazione tra i professionisti della salute e la famiglia di Giovanni ha facilitato un ambiente di supporto e pratica costante.

CONCLUSIONE

La terapia della deglutizione è uno strumento essenziale per logopedisti e altri professionisti che lavorano con individui che presentano disturbi della deglutizione. La sua capacità di fornire tecniche e strategie efficaci per migliorare la sicurezza e l'efficacia della deglutizione rende questa terapia inestimabile per la diagnosi, l'intervento e il monitoraggio del progresso dei pazienti.

MODIFICHE DELLA DIETA PRO DEGLUTIZIONE

Introduzione e Definizione

Le modifiche della dieta sono interventi specifici volti a adattare la consistenza e il tipo di cibo e liquidi per migliorare la sicurezza e l'efficacia della deglutizione nei pazienti con disfagia o altri disturbi della deglutizione. Queste modifiche aiutano a prevenire complicazioni come l'aspirazione, la malnutrizione e la disidratazione. Le modifiche della dieta sono spesso utilizzate in combinazione con altre terapie della deglutizione per ottimizzare i risultati del trattamento.

Obiettivi delle Modifiche della Dieta

Gli obiettivi principali delle modifiche della dieta includono:

- **Migliorare la sicurezza della deglutizione:** Prevenire l'aspirazione e le sue complicazioni.
- **Aumentare l'efficacia della deglutizione:** Garantire che il cibo e i liquidi vengano ingeriti correttamente.
- **Prevenire la malnutrizione e la disidratazione:** Assicurare che il paziente riceva un'adeguata nutrizione e idratazione.
- **Promuovere l'autonomia alimentare:** Aumentare l'indipendenza del paziente nelle attività di alimentazione.
- **Migliorare la qualità della vita:** Ridurre il rischio di complicazioni e migliorare il benessere generale del paziente.

Componenti delle Modifiche della Dieta

Le modifiche della dieta comprendono diverse strategie che possono essere adattate alle esigenze specifiche del paziente. Le principali componenti delle modifiche della dieta includono:

1. **Valutazione della Deglutizione:**
    - **Valutazione Clinica:** Osservazione della deglutizione del paziente, raccolta di anamnesi e valutazione delle abilità motorie orali.
    - **Valutazione Strumentale:** Utilizzo di tecniche come la videofluoroscopia (VFSS) o la valutazione endoscopica della

deglutizione (FEES) per osservare il processo di deglutizione e determinare le modifiche necessarie.
2. **Modifica delle Consistenze degli Alimenti:**
    o **Alimenti Morbidi e Puree:** Utilizzo di alimenti morbidi e purea per facilitare la deglutizione sicura nei pazienti con difficoltà a masticare o a gestire consistenze più solide.
    o **Cibi Sminuzzati o Tritati:** Preparazione degli alimenti in pezzi piccoli o tritati per rendere più facile la gestione e la deglutizione.
    o **Alimenti Gelificati:** Utilizzo di alimenti gelificati per migliorare la sicurezza della deglutizione nei pazienti con difficoltà a gestire liquidi sottili.
3. **Modifica delle Consistenze dei Liquidi:**
    o **Liquidi Addensati:** Utilizzo di addensanti per modificare la consistenza dei liquidi, rendendoli più facili da gestire e deglutire. Le consistenze possono variare da nettare a miele fino a pudding.
    o **Liquidi in Gel:** Utilizzo di liquidi in gel per pazienti con gravi difficoltà di deglutizione di liquidi.
4. **Tecniche di Alimentazione Assistita:**
    o **Uso di Posate Adattate:** Utilizzo di cucchiai, forchette e tazze adattate per facilitare l'alimentazione sicura.
    o **Assistenza all'Alimentazione:** Formazione dei caregiver sulle tecniche di alimentazione assistita per garantire che il paziente riceva un'adeguata nutrizione e idratazione in modo sicuro.
5. **Monitoraggio dell'Assunzione Alimentare:**
    o **Registrazione dell'Assunzione:** Monitoraggio e registrazione dell'assunzione di cibo e liquidi per valutare l'adeguatezza nutrizionale e l'efficacia delle modifiche della dieta.
    o **Valutazioni Periodiche:** Valutazioni regolari per monitorare i progressi del paziente e adattare le modifiche della dieta secondo necessità.

PROCEDURE DI IMPLEMENTAZIONE

L'implementazione delle modifiche della dieta richiede una pianificazione accurata e una collaborazione tra diversi professionisti, tra cui logopedisti, nutrizionisti e medici. La procedura di implementazione include:

1. **Valutazione Iniziale:**

- o Raccogliere informazioni preliminari sul paziente, inclusa la storia clinica e le preoccupazioni specifiche riguardanti la deglutizione.
- o Valutare le abilità di deglutizione attraverso osservazioni cliniche e valutazioni strumentali.

2. **Pianificazione dell'Intervento:**
   - o Sviluppare un piano di trattamento personalizzato basato sui bisogni e sugli obiettivi specifici del paziente.
   - o Stabilire le modifiche della dieta necessarie per migliorare la sicurezza e l'efficacia della deglutizione.

3. **Implementazione delle Modifiche della Dieta:**
   - o Adattare le consistenze degli alimenti e dei liquidi secondo le necessità del paziente.
   - o Fornire istruzioni dettagliate ai caregiver sulle tecniche di alimentazione assistita e sull'uso di posate adattate.

4. **Monitoraggio e Revisione:**
   - o Monitorare i progressi del paziente attraverso valutazioni periodiche e feedback continuo.
   - o Adattare le modifiche della dieta in base ai progressi e alle esigenze del paziente.

VANTAGGI DELLE MODIFICHE DELLA DIETA

Le modifiche della dieta offrono numerosi vantaggi per i pazienti con disturbi della deglutizione:

- **Sicurezza della Deglutizione:** Prevenire l'aspirazione e le sue complicazioni, migliorando la sicurezza della deglutizione.
- **Efficacia della Deglutizione:** Garantire che il cibo e i liquidi vengano ingeriti correttamente, riducendo il rischio di malnutrizione e disidratazione.
- **Autonomia Alimentare:** Aumentare l'indipendenza del paziente nelle attività di alimentazione.
- **Supporto Emotivo:** Ridurre la frustrazione associata ai problemi di deglutizione e migliorare la qualità della vita.
- **Formazione e Coinvolgimento:** Fornire educazione e supporto ai caregiver, migliorando la continuità della cura.

ESEMPIO DI CASO STUDIO

Profilo del Paziente: Maria, una donna di 75 anni con morbo di Parkinson, presenta difficoltà di deglutizione con rischio di aspirazione.

Procedura di Intervento:

- **Valutazione Iniziale:** Raccogliere informazioni preliminari sulla storia clinica di Maria e sulle sue difficoltà di deglutizione. Valutazione delle abilità di deglutizione attraverso osservazioni cliniche e una videofluoroscopia.
- **Pianificazione dell'Intervento:** Sviluppo di un piano di trattamento personalizzato con obiettivi specifici per migliorare la sicurezza e l'efficacia della deglutizione. Modifiche delle consistenze alimentari e dei liquidi per facilitare la deglutizione sicura.
- **Implementazione delle Modifiche della Dieta:** Adattamento delle consistenze degli alimenti (es. alimenti morbidi e tritati) e dei liquidi (es. liquidi addensati) per facilitare la deglutizione. Formazione ai caregiver sulle tecniche di alimentazione assistita e sull'uso di posate adattate.
- **Monitoraggio e Revisione:** Monitoraggio dei progressi di Maria attraverso valutazioni periodiche e feedback continuo. Adattamento del piano di trattamento in base ai progressi e alle esigenze di Maria.

Risultati: Le modifiche della dieta hanno aiutato Maria a migliorare significativamente la sicurezza e l'efficacia della sua deglutizione. Maria ha acquisito maggiore autonomia nelle attività di alimentazione e ha mostrato un miglioramento nella qualità della vita. La collaborazione tra i professionisti della salute e la famiglia di Maria ha facilitato un ambiente di supporto e pratica costante.

CONCLUSIONE

Le modifiche della dieta sono uno strumento essenziale per logopedisti, nutrizionisti e altri professionisti che lavorano con individui che presentano disturbi della deglutizione. La loro capacità di fornire adattamenti specifici per migliorare la sicurezza e l'efficacia della deglutizione rende queste modifiche inestimabili per la diagnosi, l'intervento e il monitoraggio del progresso dei pazienti.

STRATEGIE DI ALIMENTAZIONE PRO DEGLUTIZIONE

Introduzione e Definizione

Le strategie di alimentazione sono un insieme di tecniche e pratiche utilizzate per migliorare la sicurezza, l'efficacia e il comfort dell'alimentazione in individui con difficoltà di deglutizione o altre problematiche alimentari. Queste strategie sono fondamentali per prevenire complicazioni come l'aspirazione, la malnutrizione e la disidratazione, e per promuovere l'autonomia e la qualità della vita del paziente.

Obiettivi delle Strategie di Alimentazione

Gli obiettivi principali delle strategie di alimentazione includono:

- **Migliorare la sicurezza della deglutizione:** Prevenire l'aspirazione e le sue complicazioni.
- **Aumentare l'efficacia della deglutizione:** Garantire che il cibo e i liquidi vengano ingeriti correttamente.
- **Promuovere l'autonomia alimentare:** Aumentare l'indipendenza del paziente nelle attività di alimentazione.
- **Prevenire la malnutrizione e la disidratazione:** Assicurare che il paziente riceva un'adeguata nutrizione e idratazione.
- **Migliorare la qualità della vita:** Ridurre il rischio di complicazioni e migliorare il benessere generale del paziente.

Componenti delle Strategie di Alimentazione

Le strategie di alimentazione comprendono diverse tecniche e pratiche che possono essere adattate alle esigenze specifiche del paziente. Le principali componenti delle strategie di alimentazione includono:

1. **Valutazione della Deglutizione:**
   - **Valutazione Clinica:** Osservazione della deglutizione del paziente, raccolta di anamnesi e valutazione delle abilità motorie orali.
   - **Valutazione Strumentale:** Utilizzo di tecniche come la videofluoroscopia (VFSS) o la valutazione endoscopica della

deglutizione (FEES) per osservare il processo di deglutizione e determinare le strategie necessarie.

2. **Tecniche di Posizionamento e Postura:**
   - **Posizionamento del Corpo:** Adattamenti della postura per facilitare la deglutizione sicura ed efficace (es. inclinazione della testa, posizione seduta).
   - **Supporti e Ausili:** Utilizzo di cuscini o dispositivi di supporto per mantenere la posizione corretta.

3. **Modifiche della Consistenza degli Alimenti e dei Liquidi:**
   - **Alimenti Morbidi e Puree:** Utilizzo di alimenti morbidi e purea per facilitare la deglutizione sicura nei pazienti con difficoltà a masticare o a gestire consistenze più solide.
   - **Liquidi Addensati:** Utilizzo di addensanti per modificare la consistenza dei liquidi, rendendoli più facili da gestire e deglutire.

4. **Tecniche di Alimentazione Assistita:**
   - **Uso di Posate Adattate:** Utilizzo di cucchiai, forchette e tazze adattate per facilitare l'alimentazione sicura.
   - **Assistenza all'Alimentazione:** Formazione dei caregiver sulle tecniche di alimentazione assistita per garantire che il paziente riceva un'adeguata nutrizione e idratazione in modo sicuro.

5. **Esercizi di Deglutizione:**
   - **Esercizi di Rafforzamento Muscolare:** Esercizi per rafforzare i muscoli coinvolti nella deglutizione (es. esercizi di lingua, labbra e guance).
   - **Esercizi di Coordinazione:** Esercizi per migliorare la coordinazione dei movimenti deglutitori.

6. **Tecniche di Stimolazione Sensoriale:**
   - **Stimolazione Termica e Tattile:** Utilizzo di stimoli termici o tattili per migliorare la sensibilità e la risposta deglutitoria.
   - **Stimolazione Gustativa:** Utilizzo di gusti intensi per stimolare la deglutizione.

7. **Monitoraggio dell'Assunzione Alimentare:**
   - **Registrazione dell'Assunzione:** Monitoraggio e registrazione dell'assunzione di cibo e liquidi per valutare l'adeguatezza nutrizionale e l'efficacia delle strategie di alimentazione.
   - **Valutazioni Periodiche:** Valutazioni regolari per monitorare i progressi del paziente e adattare le strategie di alimentazione secondo necessità.

PROCEDURE DI IMPLEMENTAZIONE

L'implementazione delle strategie di alimentazione richiede una pianificazione accurata e una collaborazione tra diversi professionisti, tra cui logopedisti, nutrizionisti e medici. La procedura di implementazione include:

1. **Valutazione Iniziale:**
   - Raccogliere informazioni preliminari sul paziente, inclusa la storia clinica e le preoccupazioni specifiche riguardanti la deglutizione.
   - Valutare le abilità di deglutizione attraverso osservazioni cliniche e valutazioni strumentali.
2. **Pianificazione dell'Intervento:**
   - Sviluppare un piano di trattamento personalizzato basato sui bisogni e sugli obiettivi specifici del paziente.
   - Stabilire le strategie di alimentazione necessarie per migliorare la sicurezza e l'efficacia della deglutizione.
3. **Implementazione delle Strategie di Alimentazione:**
   - Applicare le tecniche di posizionamento e postura, modifiche della consistenza degli alimenti e dei liquidi, e tecniche di alimentazione assistita.
   - Insegnare e praticare gli esercizi di deglutizione e le tecniche di stimolazione sensoriale.
4. **Monitoraggio e Revisione:**
   - Monitorare i progressi del paziente attraverso valutazioni periodiche e feedback continuo.
   - Adattare le strategie di alimentazione in base ai progressi e alle esigenze del paziente.

VANTAGGI DELLE STRATEGIE DI ALIMENTAZIONE

Le strategie di alimentazione offrono numerosi vantaggi per i pazienti con difficoltà di deglutizione:

- **Sicurezza della Deglutizione:** Migliorano la sicurezza della deglutizione, prevenendo l'aspirazione e le sue complicazioni.
- **Efficacia della Deglutizione:** Garantiscono che il cibo e i liquidi vengano ingeriti correttamente, riducendo il rischio di malnutrizione e disidratazione.
- **Autonomia Alimentare:** Aumentano l'indipendenza del paziente nelle attività di alimentazione.
- **Supporto Emotivo:** Riduce la frustrazione associata ai problemi di deglutizione e migliora la qualità della vita.
- **Formazione e Coinvolgimento:** Forniscono educazione e supporto ai caregiver, migliorando la continuità della cura.

Esempio di Caso Studio

Profilo del Paziente: Anna, una donna di 68 anni con sclerosi multipla, presenta difficoltà di deglutizione con rischio di aspirazione.

Procedura di Intervento:

- **Valutazione Iniziale:** Raccogliere informazioni preliminari sulla storia clinica di Anna e sulle sue difficoltà di deglutizione. Valutazione delle abilità di deglutizione attraverso osservazioni cliniche e una videofluoroscopia.
- **Pianificazione dell'Intervento:** Sviluppo di un piano di trattamento personalizzato con obiettivi specifici per migliorare la sicurezza e l'efficacia della deglutizione. Utilizzo di modifiche della consistenza degli alimenti e dei liquidi, tecniche di posizionamento e postura.
- **Implementazione delle Strategie di Alimentazione:** Adattamento delle consistenze degli alimenti (es. alimenti morbidi e purea) e dei liquidi (es. liquidi addensati) per facilitare la deglutizione sicura. Insegnamento e pratica degli esercizi di deglutizione e delle tecniche di stimolazione sensoriale. Formazione ai caregiver sulle tecniche di alimentazione assistita e sull'uso di posate adattate.
- **Monitoraggio e Revisione:** Monitoraggio dei progressi di Anna attraverso valutazioni periodiche e feedback continuo. Adattamento del piano di trattamento in base ai progressi e alle esigenze di Anna.

Risultati: Le strategie di alimentazione hanno aiutato Anna a migliorare significativamente la sicurezza e l'efficacia della sua deglutizione. Anna ha acquisito maggiore autonomia nelle attività di alimentazione e ha mostrato un miglioramento nella qualità della vita. La collaborazione tra i professionisti della salute e la famiglia di Anna ha facilitato un ambiente di supporto e pratica costante.

Conclusione

Le strategie di alimentazione sono strumenti essenziali per logopedisti, nutrizionisti e altri professionisti che lavorano con individui che presentano difficoltà di deglutizione. La loro capacità di fornire tecniche e pratiche adattate per migliorare la sicurezza e l'efficacia della deglutizione rende queste strategie inestimabili per la diagnosi, l'intervento e il monitoraggio del progresso dei pazienti.

INTERVENTI COMPORTAMENTALI

Introduzione e Definizione

Gli interventi comportamentali sono approcci terapeutici progettati per modificare i comportamenti disadattivi e promuovere quelli adattivi attraverso l'uso di principi comportamentali. Questi interventi si basano sulla teoria dell'apprendimento comportamentale e utilizzano tecniche come il rinforzo positivo, il rinforzo negativo, l'estinzione, il modeling e l'esposizione graduale. Gli interventi comportamentali sono ampiamente utilizzati per trattare disturbi del comportamento, disturbi d'ansia, disturbi dello spettro autistico (ASD), disturbo da deficit di attenzione e iperattività (ADHD) e altri problemi comportamentali e emotivi.

Obiettivi degli Interventi Comportamentali

Gli obiettivi principali degli interventi comportamentali includono:

- **Modificare i comportamenti disadattivi:** Ridurre o eliminare i comportamenti problematici e sostituirli con comportamenti più appropriati.
- **Promuovere i comportamenti adattivi:** Incoraggiare e rafforzare i comportamenti positivi e funzionali.
- **Aumentare l'autonomia:** Migliorare l'indipendenza e la capacità di autoregolazione degli individui.
- **Ridurre l'ansia e lo stress:** Utilizzare tecniche comportamentali per gestire l'ansia e lo stress.
- **Migliorare la qualità della vita:** Incrementare il benessere emotivo e sociale degli individui.

Componenti degli Interventi Comportamentali

Gli interventi comportamentali comprendono una varietà di tecniche e strategie che possono essere adattate alle esigenze specifiche dell'individuo. Le principali componenti degli interventi comportamentali includono:

1. **Valutazione Comportamentale:**

- **Analisi Funzionale:** Identificazione dei comportamenti problematici, delle loro cause e delle conseguenze attraverso osservazioni e interviste.
- **Valutazione dei Bisogni:** Raccolta di informazioni sui bisogni specifici dell'individuo e sui contesti in cui si manifestano i comportamenti disadattivi.

2. **Tecniche di Rinforzo:**
   - **Rinforzo Positivo:** Utilizzo di premi o incentivi per aumentare la frequenza di comportamenti desiderati.
   - **Rinforzo Negativo:** Rimozione di stimoli avversivi per aumentare la frequenza di comportamenti desiderati.
   - **Estinzione:** Riduzione graduale dei comportamenti problematici attraverso la mancata risposta a tali comportamenti.

3. **Tecniche di Modeling e Imitazione:**
   - **Modeling:** Il terapeuta dimostra il comportamento desiderato che l'individuo deve imitare.
   - **Role-Playing:** Attività in cui l'individuo pratica comportamenti specifici in situazioni simulate.

4. **Tecniche di Autoregolazione:**
   - **Training delle Abilità di Coping:** Insegnamento di strategie per gestire lo stress e le emozioni negative.
   - **Tecniche di Rilassamento:** Utilizzo di tecniche di respirazione, rilassamento muscolare e mindfulness.

5. **Tecniche di Esposizione:**
   - **Esposizione Graduale:** Esposizione controllata e progressiva agli stimoli temuti per ridurre l'ansia.
   - **Esposizione Immaginativa:** Utilizzo dell'immaginazione per affrontare situazioni ansiogene quando l'esposizione in vivo non è praticabile.

6. **Tecniche di Gestione del Comportamento:**
   - **Strategie di Intervento in Crisi:** Piani per gestire i comportamenti esplosivi o pericolosi.
   - **Contratti Comportamentali:** Accordi scritti che specificano i comportamenti attesi e le conseguenze.

7. **Coinvolgimento della Famiglia e degli Educatori:**
   - **Formazione e Supporto:** Educazione e supporto ai genitori, insegnanti e caregiver per l'implementazione delle tecniche comportamentali.
   - **Collaborazione Continua:** Mantenimento di una comunicazione aperta con la famiglia e gli educatori per monitorare i progressi e adattare le strategie.

PROCEDURE DI IMPLEMENTAZIONE

L'implementazione degli interventi comportamentali richiede una pianificazione accurata e una collaborazione tra diversi professionisti e caregiver. La procedura di implementazione include:

1. **Valutazione Iniziale:**
   o Raccogliere informazioni preliminari sull'individuo, inclusa la storia clinica e i comportamenti problematici specifici.
   o Valutare le cause e le conseguenze dei comportamenti disadattivi attraverso un'analisi funzionale.
2. **Pianificazione dell'Intervento:**
   o Sviluppare un piano di intervento basato sui bisogni e sugli obiettivi specifici dell'individuo.
   o Stabilire obiettivi a breve e lungo termine per modificare i comportamenti disadattivi e promuovere quelli adattivi.
3. **Implementazione delle Tecniche Comportamentali:**
   o Applicare le tecniche di rinforzo, modeling, autoregolazione e gestione del comportamento in modo coerente.
   o Fornire feedback continuo e supporto durante l'implementazione delle tecniche.
4. **Monitoraggio e Revisione:**
   o Monitorare i progressi dell'individuo attraverso valutazioni periodiche e feedback continuo.
   o Adattare il piano di intervento e le tecniche comportamentali in base ai progressi e alle esigenze dell'individuo.

VANTAGGI DEGLI INTERVENTI COMPORTAMENTALI

Gli interventi comportamentali offrono numerosi vantaggi per gli individui con difficoltà comportamentali ed emotive:

- **Modifica dei Comportamenti Disadattivi:** Ridurre o eliminare i comportamenti problematici e sostituirli con comportamenti più appropriati.
- **Promozione dei Comportamenti Adattivi:** Incoraggiare e rafforzare i comportamenti positivi e funzionali.
- **Supporto Emotivo:** Migliorare l'indipendenza e la capacità di autoregolazione degli individui.
- **Gestione dell'Ansia e dello Stress:** Utilizzare tecniche comportamentali per gestire l'ansia e lo stress.
- **Qualità della Vita:** Incrementare il benessere emotivo e sociale degli individui.

Esempio di Caso Studio

Profilo dell'Individuo: Luca, un bambino di 9 anni con disturbo da deficit di attenzione e iperattività (ADHD), presenta comportamenti disadattivi in classe, tra cui interruzione delle lezioni e difficoltà a rimanere seduto.

Procedura di Intervento:

- **Valutazione Iniziale:** Raccogliere informazioni preliminari dai genitori e dagli insegnanti di Luca riguardo alla sua storia comportamentale e alle preoccupazioni specifiche. Valutazione delle cause e delle conseguenze dei comportamenti disadattivi attraverso un'analisi funzionale.
- **Pianificazione dell'Intervento:** Sviluppo di un piano di intervento con obiettivi specifici per ridurre i comportamenti disadattivi e promuovere quelli adattivi. Selezione di tecniche di rinforzo positivo e modeling.
- **Implementazione delle Tecniche Comportamentali:** Applicazione immediata di rinforzi positivi (es. lodi verbali e premi) per i comportamenti desiderati, come rimanere seduto e partecipare attivamente alle lezioni. Utilizzo del modeling per dimostrare comportamenti appropriati.
- **Monitoraggio e Revisione:** Monitoraggio dei progressi di Luca attraverso valutazioni periodiche e feedback continuo. Adattamento del piano di intervento in base ai progressi e alle esigenze di Luca.

Risultati: Gli interventi comportamentali hanno aiutato Luca a ridurre significativamente i comportamenti disadattivi in classe e a migliorare la sua capacità di rimanere seduto e partecipare attivamente alle lezioni. Luca ha acquisito maggiore fiducia nelle sue capacità di autoregolazione e ha mostrato un miglioramento nella qualità della vita scolastica. La collaborazione tra i professionisti della salute, gli insegnanti e la famiglia di Luca ha facilitato un ambiente di supporto e pratica costante.

Conclusione

Gli interventi comportamentali sono strumenti essenziali per logopedisti, psicologi, insegnanti e altri professionisti che lavorano con individui che presentano difficoltà comportamentali ed emotive. La loro capacità di fornire tecniche e strategie efficaci per modificare i comportamenti disadattivi e promuovere quelli adattivi rende questi interventi inestimabili per la diagnosi, l'intervento e il monitoraggio del progresso degli individui.

SUPPORTO NUTRIZIONALE

Introduzione e Definizione

Il supporto nutrizionale è un approccio terapeutico volto a garantire che i pazienti ricevano un'adeguata nutrizione per supportare la salute generale, promuovere la guarigione e prevenire complicazioni come malnutrizione e disidratazione. Questo intervento è particolarmente importante per individui con difficoltà di deglutizione, condizioni mediche croniche, disturbi alimentari o altre problematiche che influenzano l'assunzione e l'assorbimento di nutrienti.

Obiettivi del Supporto Nutrizionale

Gli obiettivi principali del supporto nutrizionale includono:

- **Migliorare lo stato nutrizionale:** Assicurare che il paziente riceva una quantità adeguata di nutrienti essenziali.
- **Prevenire la malnutrizione e la disidratazione:** Ridurre il rischio di complicazioni associate a un apporto insufficiente di nutrienti e liquidi.
- **Promuovere la guarigione e il recupero:** Fornire nutrienti che supportino la guarigione delle ferite, la riparazione dei tessuti e la funzione immunitaria.
- **Migliorare la qualità della vita:** Aumentare l'energia, la forza e il benessere generale del paziente.

Componenti del Supporto Nutrizionale

Il supporto nutrizionale comprende diverse strategie e interventi che possono essere adattati alle esigenze specifiche del paziente. Le principali componenti del supporto nutrizionale includono:

1. **Valutazione Nutrizionale:**
    - **Valutazione Clinica:** Raccolta di informazioni sulla storia clinica del paziente, abitudini alimentari, condizioni mediche e farmaci assunti.
    - **Valutazione Antropometrica:** Misurazione di parametri come peso, altezza, indice di massa corporea (BMI) e composizione corporea.

- ○ **Valutazione Biochimica:** Analisi di laboratorio per valutare i livelli di nutrienti nel sangue, come elettroliti, proteine e vitamine.
2. **Pianificazione Dietetica:**
   - ○ **Piano Alimentare Personalizzato:** Sviluppo di un piano dietetico basato sui bisogni nutrizionali specifici del paziente, tenendo conto di preferenze alimentari, restrizioni dietetiche e condizioni mediche.
   - ○ **Modifiche della Dieta:** Adattamento delle consistenze degli alimenti e dei liquidi per facilitare la deglutizione e migliorare l'assunzione di nutrienti.
3. **Interventi di Nutrizione Enterale e Parenterale:**
   - ○ **Nutrizione Enterale:** Fornitura di nutrienti attraverso una sonda nasogastrica, gastrostomica o digiuno-stomica per pazienti che non possono alimentarsi oralmente.
   - ○ **Nutrizione Parenterale:** Somministrazione di nutrienti direttamente nel flusso sanguigno attraverso una via endovenosa per pazienti con intestino non funzionante.
4. **Educazione Nutrizionale:**
   - ○ **Formazione ai Pazienti e ai Caregiver:** Educazione sui principi della nutrizione sana, sulle tecniche di preparazione degli alimenti e sulle strategie per migliorare l'assunzione alimentare.
   - ○ **Consulenza Dietetica:** Sessioni di consulenza individuale per supportare il paziente nel raggiungimento degli obiettivi nutrizionali.
5. **Monitoraggio e Valutazione:**
   - ○ **Monitoraggio Continuo:** Valutazioni regolari per monitorare lo stato nutrizionale del paziente e l'efficacia del piano dietetico.
   - ○ **Adattamenti del Piano Nutrizionale:** Modifiche del piano dietetico basate sui progressi del paziente e sulle variazioni delle condizioni mediche.

PROCEDURE DI IMPLEMENTAZIONE

L'implementazione del supporto nutrizionale richiede una pianificazione accurata e una collaborazione tra diversi professionisti della salute, tra cui nutrizionisti, dietisti, medici e logopedisti. La procedura di implementazione include:

1. **Valutazione Iniziale:**

- Raccogliere informazioni dettagliate sullo stato nutrizionale del paziente, incluse anamnesi, abitudini alimentari e parametri antropometrici.
- Effettuare analisi di laboratorio per valutare i livelli di nutrienti e identificare eventuali carenze.

2. **Pianificazione dell'Intervento:**
   - Sviluppare un piano nutrizionale personalizzato basato sui bisogni specifici del paziente.
   - Stabilire obiettivi nutrizionali a breve e lungo termine per migliorare lo stato nutrizionale del paziente.

3. **Implementazione delle Strategie Nutrizionali:**
   - Fornire indicazioni dettagliate sui cambiamenti dietetici e sulla preparazione degli alimenti.
   - Somministrare nutrizione enterale o parenterale se necessario, garantendo un monitoraggio continuo della tolleranza e dell'efficacia.

4. **Educazione e Formazione:**
   - Educare il paziente e i caregiver sui principi della nutrizione sana e sulle strategie per migliorare l'assunzione alimentare.
   - Fornire consulenza dietetica per supportare il paziente nel raggiungimento degli obiettivi nutrizionali.

5. **Monitoraggio e Revisione:**
   - Monitorare i progressi del paziente attraverso valutazioni periodiche e analisi di laboratorio.
   - Adattare il piano nutrizionale in base ai progressi e alle variazioni delle condizioni mediche del paziente.

VANTAGGI DEL SUPPORTO NUTRIZIONALE

Il supporto nutrizionale offre numerosi vantaggi per i pazienti con difficoltà alimentari e condizioni mediche complesse:

- **Miglioramento dello Stato Nutrizionale:** Garantisce che il paziente riceva una quantità adeguata di nutrienti essenziali.
- **Prevenzione delle Complicazioni:** Riduce il rischio di malnutrizione, disidratazione e altre complicazioni associate a un apporto insufficiente di nutrienti.
- **Promozione della Guarigione:** Fornisce nutrienti che supportano la guarigione delle ferite, la riparazione dei tessuti e la funzione immunitaria.
- **Aumento dell'Energia e della Forza:** Migliora l'energia, la forza e il benessere generale del paziente.

- **Supporto Emotivo:** Fornisce educazione e supporto ai pazienti e ai caregiver, migliorando la qualità della vita.

Esempio di Caso Studio

Profilo del Paziente: Marco, un uomo di 65 anni con carcinoma esofageo, presenta difficoltà di deglutizione e perdita di peso significativa.

Procedura di Intervento:

- **Valutazione Iniziale:** Raccogliere informazioni dettagliate sulla storia clinica di Marco, sulle sue abitudini alimentari e sui parametri antropometrici. Effettuare analisi di laboratorio per valutare i livelli di nutrienti.
- **Pianificazione dell'Intervento:** Sviluppo di un piano nutrizionale personalizzato per migliorare lo stato nutrizionale e prevenire ulteriori perdite di peso. Decidere di iniziare la nutrizione enterale attraverso una sonda nasogastrica.
- **Implementazione delle Strategie Nutrizionali:** Somministrazione di nutrizione enterale, monitoraggio continuo della tolleranza e dell'efficacia del trattamento. Educazione a Marco e ai caregiver sulle tecniche di alimentazione assistita e sulla gestione della nutrizione enterale.
- **Monitoraggio e Revisione:** Monitoraggio dei progressi di Marco attraverso valutazioni periodiche e analisi di laboratorio. Adattamento del piano nutrizionale in base ai progressi e alle esigenze di Marco.

Risultati: Il supporto nutrizionale ha aiutato Marco a migliorare significativamente il suo stato nutrizionale, prevenendo ulteriori perdite di peso e supportando la sua guarigione. Marco ha acquisito maggiore energia e forza, mostrando un miglioramento nella qualità della vita. La collaborazione tra i professionisti della salute e la famiglia di Marco ha facilitato un ambiente di supporto e pratica costante.

Conclusione

Il supporto nutrizionale è uno strumento essenziale per nutrizionisti, dietisti, medici, logopedisti e altri professionisti che lavorano con individui che presentano difficoltà alimentari e condizioni mediche complesse. La sua capacità di fornire interventi personalizzati per migliorare lo stato nutrizionale e prevenire complicazioni rende questo approccio inestimabile per la diagnosi, l'intervento e il monitoraggio del progresso dei pazienti.

EDUCAZIONE E SUPPORTO AI GENITORI

Introduzione e Definizione

L'educazione e il supporto ai genitori sono componenti essenziali di qualsiasi programma terapeutico rivolto ai bambini con difficoltà di sviluppo, di apprendimento, comportamentali o di comunicazione. Questo approccio mira a fornire ai genitori le conoscenze e le competenze necessarie per sostenere efficacemente i loro figli e per collaborare con i professionisti della salute e dell'educazione.

Obiettivi dell'Educazione e Supporto ai Genitori

Gli obiettivi principali dell'educazione e del supporto ai genitori includono:

- **Migliorare la comprensione delle difficoltà del bambino:** Fornire informazioni accurate sui disturbi e le problematiche del bambino.
- **Fornire strategie di intervento efficaci:** Insegnare tecniche e strategie che i genitori possono utilizzare a casa per sostenere lo sviluppo del bambino.
- **Promuovere la collaborazione con i professionisti:** Facilitare una comunicazione efficace tra i genitori e i professionisti della salute e dell'educazione.
- **Aumentare la fiducia e l'autoefficacia dei genitori:** Rafforzare la capacità dei genitori di affrontare le sfide e di sostenere il loro bambino.
- **Migliorare il benessere familiare:** Ridurre lo stress e migliorare la qualità della vita della famiglia.

Componenti dell'Educazione e Supporto ai Genitori

L'educazione e il supporto ai genitori comprendono diverse strategie e interventi che possono essere adattati alle esigenze specifiche della famiglia. Le principali componenti dell'educazione e del supporto ai genitori includono:

1. **Valutazione delle Esigenze:**
   - **Interviste e Questionari:** Raccolta di informazioni sulle preoccupazioni, i bisogni e le aspettative dei genitori riguardo al loro bambino.

- **Osservazioni Cliniche:** Osservazione delle interazioni tra genitori e bambino per identificare punti di forza e aree di miglioramento.

2. **Informazione e Formazione:**
   - **Sessioni Educative:** Fornire ai genitori informazioni sui disturbi e sulle problematiche del bambino, comprese le cause, i sintomi e i trattamenti.
   - **Workshop e Seminari:** Organizzare workshop e seminari su argomenti specifici come la gestione del comportamento, le tecniche di comunicazione e le strategie di apprendimento.

3. **Strategie di Intervento a Casa:**
   - **Tecniche di Rinforzo Positivo:** Insegnare ai genitori come utilizzare il rinforzo positivo per promuovere comportamenti desiderati.
   - **Routine Strutturate:** Aiutare i genitori a creare routine quotidiane che supportino lo sviluppo del bambino.
   - **Attività di Apprendimento:** Suggerire attività e giochi che possono essere utilizzati a casa per stimolare le abilità del bambino.

4. **Supporto Emotivo e Psicologico:**
   - **Gruppi di Supporto:** Organizzare gruppi di supporto per i genitori in cui possono condividere esperienze e ricevere sostegno emotivo da altri genitori.
   - **Consulenza Individuale:** Offrire sessioni di consulenza per affrontare lo stress, l'ansia e altre difficoltà emotive legate alla cura del bambino.

5. **Coinvolgimento nelle Decisioni Terapeutiche:**
   - **Piani di Intervento Personalizzati:** Collaborare con i genitori nella creazione di piani di intervento personalizzati che riflettano le esigenze e gli obiettivi della famiglia.
   - **Feedback e Valutazione:** Mantenere una comunicazione continua con i genitori per monitorare i progressi del bambino e adattare gli interventi secondo necessità.

Procedure di Implementazione

L'implementazione dell'educazione e del supporto ai genitori richiede una pianificazione accurata e una collaborazione tra diversi professionisti, tra cui logopedisti, psicologi, insegnanti e assistenti sociali. La procedura di implementazione include:

1. **Valutazione Iniziale:**

- o Raccogliere informazioni dettagliate sulle preoccupazioni e sui bisogni dei genitori attraverso interviste e questionari.
- o Osservare le interazioni tra genitori e bambino per identificare punti di forza e aree di miglioramento.

2. **Pianificazione dell'Intervento:**
   - o Sviluppare un piano di intervento basato sui bisogni specifici della famiglia.
   - o Stabilire obiettivi a breve e lungo termine per migliorare le competenze dei genitori e supportare lo sviluppo del bambino.

3. **Implementazione delle Strategie di Educazione e Supporto:**
   - o Fornire sessioni educative, workshop e seminari per migliorare la comprensione delle difficoltà del bambino.
   - o Insegnare tecniche di intervento a casa, come il rinforzo positivo e la creazione di routine strutturate.
   - o Organizzare gruppi di supporto e offrire consulenza individuale per supportare i genitori emotivamente e psicologicamente.

4. **Monitoraggio e Revisione:**
   - o Monitorare i progressi del bambino e il coinvolgimento dei genitori attraverso valutazioni periodiche e feedback continuo.
   - o Adattare il piano di intervento in base ai progressi e alle esigenze della famiglia.

Vantaggi dell'Educazione e Supporto ai Genitori

L'educazione e il supporto ai genitori offrono numerosi vantaggi per le famiglie con bambini che presentano difficoltà di sviluppo, di apprendimento, comportamentali o di comunicazione:

- **Miglioramento della Comprensione:** Aiuta i genitori a comprendere meglio le difficoltà del bambino e i modi per affrontarle.
- **Strategie di Intervento Efficaci:** Fornisce ai genitori strumenti pratici per supportare lo sviluppo del bambino a casa.
- **Collaborazione con i Professionisti:** Facilita una comunicazione efficace tra i genitori e i professionisti della salute e dell'educazione.
- **Aumento della Fiducia e dell'Autoefficacia:** Rafforza la capacità dei genitori di affrontare le sfide e di sostenere il loro bambino.
- **Supporto Emotivo:** Riduce lo stress e migliora la qualità della vita della famiglia.

Esempio di Caso Studio

Profilo della Famiglia: La famiglia Rossi ha un bambino di 5 anni, Marco, che presenta difficoltà di linguaggio e comunicazione. I genitori sono preoccupati per il suo sviluppo e cercano modi per supportarlo a casa.

Procedura di Intervento:

- **Valutazione Iniziale:** Raccogliere informazioni dettagliate sulle preoccupazioni dei genitori riguardo al linguaggio e alla comunicazione di Marco. Osservazione delle interazioni familiari per identificare punti di forza e aree di miglioramento.
- **Pianificazione dell'Intervento:** Sviluppo di un piano di intervento personalizzato per la famiglia Rossi, con obiettivi specifici per migliorare le competenze di comunicazione di Marco e le capacità di supporto dei genitori.
- **Implementazione delle Strategie di Educazione e Supporto:** Fornire sessioni educative sui disturbi del linguaggio e sulle strategie di intervento a casa. Insegnare tecniche di rinforzo positivo e suggerire attività di apprendimento per stimolare le abilità linguistiche di Marco. Organizzare un gruppo di supporto per i genitori e offrire consulenza individuale per affrontare lo stress e l'ansia.
- **Monitoraggio e Revisione:** Monitoraggio dei progressi di Marco e del coinvolgimento dei genitori attraverso valutazioni periodiche e feedback continuo. Adattamento del piano di intervento in base ai progressi e alle esigenze della famiglia.

Risultati: L'educazione e il supporto ai genitori hanno aiutato la famiglia Rossi a comprendere meglio le difficoltà di Marco e a sviluppare strategie efficaci per supportarlo a casa. Marco ha mostrato miglioramenti significativi nelle sue competenze di comunicazione, e i genitori hanno acquisito maggiore fiducia nelle loro capacità di supporto. La qualità della vita familiare è migliorata, con una riduzione dello stress e un aumento del benessere emotivo.

CONCLUSIONE

L'educazione e il supporto ai genitori sono strumenti essenziali per logopedisti, psicologi, insegnanti e altri professionisti che lavorano con bambini che presentano difficoltà di sviluppo, di apprendimento, comportamentali o di comunicazione. La loro capacità di fornire informazioni, strategie pratiche e supporto emotivo rende questi interventi inestimabili per migliorare il benessere dei bambini e delle loro famiglie.

SUPPORTO PSICOLOGICO

Introduzione e Definizione

Il supporto psicologico si riferisce a un insieme di interventi e strategie mirati a migliorare il benessere emotivo e mentale degli individui che affrontano difficoltà comunicative, deglutitorie o altre problematiche legate alla salute. Questo tipo di supporto è essenziale per affrontare l'ansia, la depressione, lo stress e altre difficoltà emotive che possono sorgere in concomitanza con disturbi del linguaggio, della deglutizione e altre condizioni mediche.

Obiettivi del Supporto Psicologico

Gli obiettivi principali del supporto psicologico includono:

- **Migliorare il benessere emotivo e mentale:** Ridurre l'ansia, la depressione e lo stress associati alle difficoltà comunicative e deglutitorie.
- **Fornire strategie di coping:** Insegnare tecniche per gestire le emozioni negative e affrontare situazioni stressanti.
- **Promuovere l'autoefficacia:** Rafforzare la fiducia nelle proprie capacità di gestire le difficoltà quotidiane.
- **Facilitare l'inclusione sociale:** Migliorare le abilità sociali e la partecipazione alle attività comunitarie.
- **Supportare i caregiver:** Offrire supporto emotivo e pratico ai genitori, insegnanti e altri caregiver coinvolti nella cura dell'individuo.

Componenti del Supporto Psicologico

Il supporto psicologico comprende diverse tecniche e interventi che possono essere adattati alle esigenze specifiche dell'individuo. Le principali componenti del supporto psicologico includono:

1. **Valutazione Psicologica:**
   - **Valutazione Iniziale:** Interviste e questionari per raccogliere informazioni sulle condizioni emotive e mentali dell'individuo.
   - **Osservazioni Cliniche:** Osservazione del comportamento e delle interazioni sociali per identificare aree di bisogno.
2. **Terapia Cognitivo-Comportamentale (CBT):**

- Identificazione dei Pensieri Negativi: Riconoscere e modificare i pensieri distorti o negativi che contribuiscono all'ansia e alla depressione.
- Tecniche di Rilassamento: Insegnare tecniche di rilassamento come la respirazione profonda, il rilassamento muscolare progressivo e la mindfulness.

3. **Counseling Emotivo:**
   - Supporto Emotivo: Fornire uno spazio sicuro per esprimere emozioni e preoccupazioni.
   - Strategie di Coping: Insegnare strategie efficaci per gestire lo stress e affrontare le sfide emotive.

4. **Intervento Familiare:**
   - Supporto ai Caregiver: Offrire supporto emotivo e pratico ai genitori, insegnanti e altri caregiver.
   - Sessioni di Consulenza Familiare: Coinvolgere la famiglia nel processo terapeutico per migliorare la comunicazione e il supporto reciproco.

5. **Gruppi di Supporto:**
   - Gruppi di Auto-Aiuto: Organizzare gruppi di supporto in cui gli individui possono condividere esperienze e ricevere sostegno dai pari.
   - Workshop e Seminari: Offrire workshop e seminari su argomenti specifici come la gestione dello stress, le abilità sociali e la resilienza emotiva.

6. **Tecniche di Motivazione:**
   - Setting di Obiettivi: Aiutare gli individui a stabilire obiettivi realistici e raggiungibili.
   - Rinforzo Positivo: Utilizzare il rinforzo positivo per incentivare i progressi e i successi.

PROCEDURE DI IMPLEMENTAZIONE

L'implementazione del supporto psicologico richiede una pianificazione accurata e una stretta collaborazione tra i diversi professionisti coinvolti nella cura dell'individuo. La procedura di implementazione include:

1. **Valutazione Iniziale:**
   - Raccogliere informazioni dettagliate sulla storia clinica, sulle condizioni emotive e mentali e sulle preoccupazioni dell'individuo.
   - Eseguire interviste e questionari per valutare il benessere emotivo e identificare le aree di bisogno.

2. **Pianificazione dell'Intervento:**
   - Sviluppare un piano di intervento basato sui bisogni e sugli obiettivi specifici dell'individuo.
   - Stabilire un programma di sessioni di supporto psicologico individuale e familiare.
3. **Implementazione delle Tecniche di Supporto Psicologico:**
   - Applicare le tecniche di terapia cognitivo-comportamentale, counseling emotivo, intervento familiare e gruppi di supporto.
   - Insegnare tecniche di rilassamento e strategie di coping per gestire lo stress e le emozioni negative.
4. **Coinvolgimento della Famiglia e dei Caregiver:**
   - Educare e formare i genitori, insegnanti e caregiver sulle tecniche di supporto psicologico e sulle strategie di coping.
   - Offrire sessioni di consulenza familiare e supporto continuo per affrontare eventuali difficoltà.
5. **Monitoraggio e Revisione:**
   - Monitorare i progressi dell'individuo attraverso valutazioni regolari e feedback continuo.
   - Adattare il piano di intervento in base ai progressi e alle nuove esigenze dell'individuo.

VANTAGGI DEL SUPPORTO PSICOLOGICO

Il supporto psicologico offre numerosi vantaggi per gli individui con difficoltà comunicative, deglutitorie o altre problematiche legate alla salute:

- **Miglioramento del Benessere Emotivo:** Riduce l'ansia, la depressione e lo stress associati alle difficoltà comunicative e deglutitorie.
- **Strategie di Coping Efficaci:** Insegna tecniche per gestire le emozioni negative e affrontare situazioni stressanti.
- **Promozione dell'Autoefficacia:** Rafforza la fiducia nelle proprie capacità di gestire le difficoltà quotidiane.
- **Inclusione Sociale:** Migliora le abilità sociali e la partecipazione alle attività comunitarie.
- **Supporto ai Caregiver:** Fornisce supporto emotivo e pratico ai genitori, insegnanti e altri caregiver coinvolti nella cura dell'individuo.

ESEMPIO DI CASO STUDIO

Profilo dell'Individuo: Sara, una ragazza di 14 anni con diagnosi di dislessia, presenta alti livelli di ansia e bassa autostima a causa delle difficoltà scolastiche e delle relazioni sociali.

Procedura di Intervento:

- **Valutazione Iniziale:** Raccogliere informazioni dettagliate sulla storia clinica di Sara, sulle sue condizioni emotive e mentali e sulle preoccupazioni. Eseguire interviste e questionari per valutare il benessere emotivo.
- **Pianificazione dell'Intervento:** Sviluppare un piano di intervento personalizzato per Sara, che includa sessioni di terapia cognitivo-comportamentale e counseling emotivo. Stabilire obiettivi specifici per migliorare l'autostima e ridurre l'ansia.
- **Implementazione delle Tecniche di Supporto Psicologico:** Applicare tecniche di CBT per aiutare Sara a riconoscere e modificare i pensieri negativi. Insegnare tecniche di rilassamento e strategie di coping per gestire l'ansia. Organizzare gruppi di supporto per favorire le abilità sociali.
- **Coinvolgimento della Famiglia e dei Caregiver:** Educare e formare i genitori di Sara sulle tecniche di supporto psicologico e sulle strategie di coping. Offrire sessioni di consulenza familiare per migliorare la comunicazione e il supporto reciproco.
- **Monitoraggio e Revisione:** Monitorare i progressi di Sara attraverso valutazioni regolari e feedback continuo. Adattare il piano di intervento in base ai progressi e alle nuove esigenze di Sara.

Risultati: Il supporto psicologico ha aiutato Sara a migliorare significativamente il suo benessere emotivo, riducendo l'ansia e aumentando l'autostima. Sara ha acquisito strategie efficaci per gestire lo stress e affrontare le sfide scolastiche e sociali. La collaborazione tra i professionisti della salute e la famiglia di Sara ha facilitato un ambiente di supporto e pratica costante.

CONCLUSIONE

Il supporto psicologico è uno strumento essenziale per psicologi, logopedisti, educatori e altri professionisti che lavorano con individui che presentano difficoltà comunicative, deglutitorie o altre problematiche legate alla salute. La capacità di fornire interventi mirati per migliorare il benessere emotivo e mentale rende questo approccio inestimabile per la diagnosi, l'intervento e il monitoraggio del progresso degli individui.

COMUNICAZIONE ALTERNATIVA

INTRODUZIONE E DEFINIZIONE

La Comunicazione Alternativa e Aumentativa (CAA) si riferisce a tutti i metodi di comunicazione che sostituiscono o aumentano il linguaggio verbale per individui con difficoltà significative di comunicazione. La CAA può includere gesti, segni, immagini, simboli, dispositivi elettronici e altre tecniche che aiutano a esprimere pensieri, bisogni e desideri.

OBIETTIVI DELLA COMUNICAZIONE ALTERNATIVA

Gli obiettivi principali della Comunicazione Alternativa includono:

- **Migliorare la comunicazione funzionale:** Fornire mezzi per esprimere bisogni, desideri, pensieri e idee in modo efficace.
- **Promuovere l'indipendenza:** Aumentare l'autonomia dell'individuo nella comunicazione quotidiana.
- **Facilitare l'inclusione sociale:** Migliorare la partecipazione nelle attività sociali, educative e lavorative.
- **Aumentare la qualità della vita:** Ridurre la frustrazione e migliorare il benessere emotivo e sociale.

COMPONENTI DELLA COMUNICAZIONE ALTERNATIVA

La CAA comprende diverse strategie e strumenti che possono essere adattati alle esigenze specifiche dell'individuo. Le principali componenti della Comunicazione Alternativa includono:

1. **Valutazione delle Esigenze di Comunicazione:**
   - **Valutazione Clinica:** Osservazione delle abilità comunicative attuali, delle necessità e degli obiettivi comunicativi dell'individuo.
   - **Strumenti di Valutazione:** Utilizzo di strumenti standardizzati per valutare le competenze comunicative e identificare le soluzioni di CAA più appropriate.
2. **Selezione degli Strumenti di CAA:**
   - **Sistemi di Simboli:** Utilizzo di immagini, fotografie, simboli grafici o pittogrammi per rappresentare parole e frasi.

- **Dispositivi di Comunicazione:** Selezione di dispositivi elettronici o manuali, come tabelle di comunicazione, computer portatili, tablet con applicazioni di CAA o dispositivi vocali.

3. **Tecniche di Implementazione:**
   - **Training delle Abilità di Comunicazione:** Insegnamento dell'uso degli strumenti di CAA attraverso sessioni di formazione individuali e di gruppo.
   - **Pratica e Generalizzazione:** Utilizzo di scenari reali e attività quotidiane per praticare l'uso della CAA e generalizzare le abilità comunicative in diversi contesti.

4. **Coinvolgimento della Famiglia e dei Caregiver:**
   - **Formazione ai Caregiver:** Educazione e formazione dei genitori, insegnanti e caregiver sull'uso degli strumenti di CAA e sulle tecniche di supporto alla comunicazione.
   - **Supporto Continuo:** Fornitura di risorse e supporto continuo per affrontare eventuali difficoltà e adattare gli strumenti di CAA alle mutevoli esigenze dell'individuo.

5. **Monitoraggio e Valutazione:**
   - **Monitoraggio del Progresso:** Valutazioni regolari per monitorare i progressi nell'uso della CAA e l'efficacia degli strumenti selezionati.
   - **Adattamento degli Strumenti di CAA:** Modifica e aggiornamento degli strumenti di CAA in base ai progressi dell'individuo e alle nuove esigenze comunicative.

PROCEDURE DI IMPLEMENTAZIONE

L'implementazione della CAA richiede una pianificazione accurata e una stretta collaborazione tra i diversi professionisti coinvolti nella cura dell'individuo. La procedura di implementazione include:

1. **Valutazione Iniziale:**
   - Raccogliere informazioni dettagliate sulla storia clinica dell'individuo, sulle abilità comunicative attuali e sugli obiettivi comunicativi.
   - Eseguire valutazioni cliniche e standardizzate per identificare le esigenze comunicative e selezionare gli strumenti di CAA appropriati.

2. **Pianificazione dell'Intervento:**
   - Sviluppare un piano di intervento basato sui bisogni e sugli obiettivi specifici dell'individuo.
   - Selezionare gli strumenti di CAA più appropriati e stabilire un programma di formazione per l'uso degli strumenti.

3. **Implementazione delle Tecniche di CAA:**
    - Insegnare e praticare l'uso degli strumenti di CAA attraverso sessioni di formazione individuali e di gruppo.
    - Utilizzare attività quotidiane e scenari reali per praticare l'uso della CAA e generalizzare le abilità comunicative.
4. **Coinvolgimento della Famiglia e dei Caregiver:**
    - Educare e formare i genitori, insegnanti e caregiver sull'uso degli strumenti di CAA e sulle tecniche di supporto alla comunicazione.
    - Fornire risorse e supporto continuo per affrontare eventuali difficoltà e adattare gli strumenti di CAA alle mutevoli esigenze dell'individuo.
5. **Monitoraggio e Revisione:**
    - Monitorare i progressi dell'individuo attraverso valutazioni regolari e feedback continuo.
    - Adattare il piano di intervento e gli strumenti di CAA in base ai progressi e alle nuove esigenze comunicative dell'individuo.

VANTAGGI DELLA COMUNICAZIONE ALTERNATIVA

La Comunicazione Alternativa offre numerosi vantaggi per gli individui con difficoltà di comunicazione:

- **Miglioramento della Comunicazione:** Fornisce mezzi efficaci per esprimere bisogni, desideri, pensieri e idee.
- **Promozione dell'Indipendenza:** Aumenta l'autonomia dell'individuo nella comunicazione quotidiana.
- **Inclusione Sociale:** Migliora la partecipazione nelle attività sociali, educative e lavorative.
- **Supporto Emotivo:** Riduce la frustrazione e migliora il benessere emotivo e sociale.
- **Adattabilità e Flessibilità:** Permette di adattare gli strumenti e le tecniche alle mutevoli esigenze comunicative dell'individuo.

ESEMPIO DI CASO STUDIO

Profilo dell'Individuo: Luca, un bambino di 8 anni con diagnosi di disturbo dello spettro autistico (ASD), presenta difficoltà significative nella comunicazione verbale.

Procedura di Intervento:

- **Valutazione Iniziale:** Raccogliere informazioni dettagliate sulla storia clinica di Luca, sulle sue abilità comunicative attuali e sugli obiettivi comunicativi. Eseguire valutazioni cliniche per identificare le esigenze comunicative.
- **Pianificazione dell'Intervento:** Sviluppare un piano di intervento personalizzato per Luca, selezionando sistemi di simboli e un dispositivo di comunicazione portatile. Stabilire un programma di formazione per l'uso degli strumenti di CAA.
- **Implementazione delle Tecniche di CAA:** Insegnare a Luca l'uso del dispositivo di comunicazione e dei simboli attraverso sessioni di formazione individuali e attività quotidiane. Utilizzare scenari reali per praticare e generalizzare le abilità comunicative.
- **Coinvolgimento della Famiglia e dei Caregiver:** Educare e formare i genitori e gli insegnanti di Luca sull'uso degli strumenti di CAA e sulle tecniche di supporto alla comunicazione. Fornire risorse e supporto continuo per affrontare eventuali difficoltà.
- **Monitoraggio e Revisione:** Monitorare i progressi di Luca attraverso valutazioni regolari e feedback continuo. Adattare il piano di intervento e gli strumenti di CAA in base ai progressi e alle nuove esigenze comunicative di Luca.

Risultati: La Comunicazione Alternativa ha aiutato Luca a migliorare significativamente le sue abilità comunicative, permettendogli di esprimere i propri bisogni e desideri in modo efficace. Luca ha acquisito maggiore autonomia nella comunicazione quotidiana e ha mostrato un miglioramento nella partecipazione alle attività scolastiche e sociali. La collaborazione tra i professionisti della salute e la famiglia di Luca ha facilitato un ambiente di supporto e pratica costante.

Conclusione

La Comunicazione Alternativa è uno strumento essenziale per logopedisti, educatori, psicologi e altri professionisti che lavorano con individui che presentano difficoltà di comunicazione. La sua capacità di fornire mezzi efficaci per esprimere bisogni, desideri, pensieri e idee rende questo approccio inestimabile per la diagnosi, l'intervento e il monitoraggio del progresso degli individui con difficoltà comunicative.

www.ingramcontent.com/pod-product-compliance
Lightning Source LLC
Chambersburg PA
CBHW071912210526
45479CB00002B/392